国家“十二五”重点图书

解码健康睡眠系列丛书·总主编 殷大奎 汪光亮（

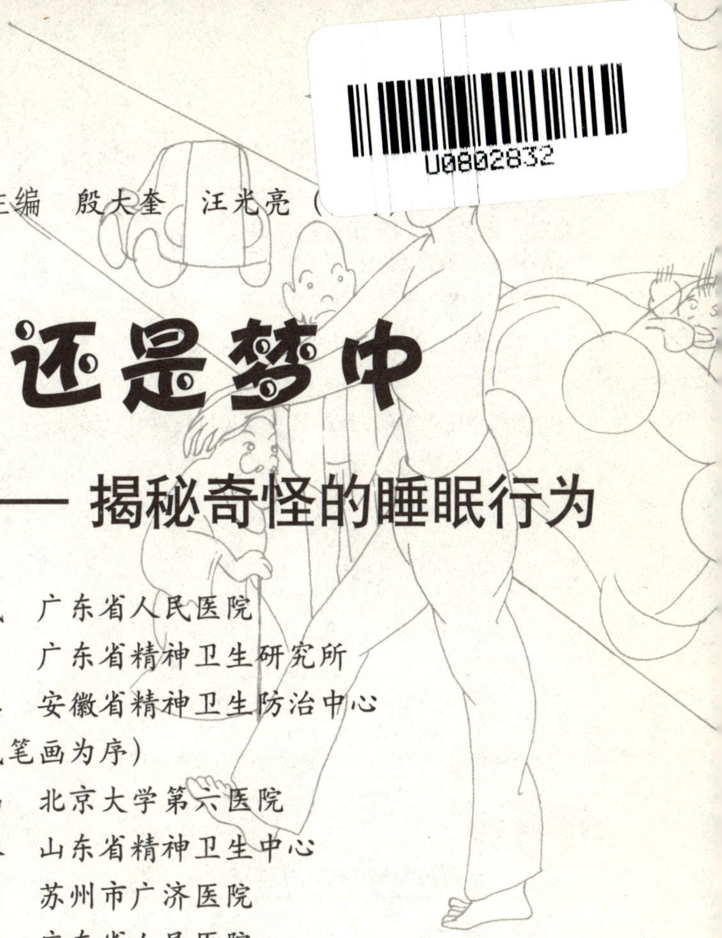

醒着还是梦中

—— 揭秘奇怪的睡眠行为

主 编 张 斌 广东省人民医院
广东省精神卫生研究所

副主编 钟 慧 安徽省精神卫生防治中心

编 者（以姓氏笔画为序）

孙 伟 北京大学第六医院

米国琳 山东省精神卫生中心

杜向东 苏州市广济医院

张 斌 广东省人民医院
广东省精神卫生研究所

张云淑 河北省第六人民医院

张朝辉 河南省精神病医院

陈 林 北京回龙观医院

陈巧珍 浙江大学医学院附属第二医院

钟 慧 安徽省精神卫生防治中心

洪 武 上海市精神卫生中心

北京大学医学出版社

图书在版编目（CIP）数据

醒着还是梦中—揭秘奇怪的睡眠行为 / 张斌主编.
--北京：北京大学医学出版社，2011. 3
（解码健康睡眠系列丛书）
ISBN 978-7-5659-0121-8

Ⅰ. ①醒…　Ⅱ. ①张…　Ⅲ. ①睡眠障碍－普及读物
Ⅳ. ①R749.7-49

中国版本图书馆CIP数据核字（2011）第014160号

醒着还是梦中

——揭秘奇怪的睡眠行为

主　　编：张　斌
出版发行：北京大学医学出版社（电话：010-82802230）
地　　址：（100191）北京市海淀区学院路 38 号　北京大学医学部院内
网　　址：http://www.pumpress.com.cn
E － mail：booksale@bjmu.edu.cn
印　　刷：北京圣彩虹制版印刷技术有限公司
经　　销：新华书店
责任编辑：李娜　**责任校对：**金彤文　**责任印制：**张京生
开　　本：889mm×1194mm　1/24　**印张：**7.5　**字数：**161 千字
版　　次：2011 年 3 月第 1 版　2011 年 3 月第 1 次印刷　**印数：**1-4000 册
书　　号：ISBN 978-7-5659-0121-8
定　　价：25.00 元

序一

睡眠是关系公众身心健康和幸福的重要因素，也是健康的晴雨表和生命的第五体征，睡眠科学正作为一门新兴交叉学科在全球范围内迅速发展。虽然我国近年来的睡眠科学已取得明显进展，但相对于国外发达国家还不尽完善，其根本原因还在于公众甚至于广大专业的医护人员，没有充分认识到健康睡眠的重要性。因此，亟需加强公众健康睡眠知识的普及和应用。

随着国人生活水平不断提高、人口老龄化、社会竞争逐步增大，疾病谱已发生了明显变化，各类健康问题更加突出，因不良生活方式导致的慢性病已成为当下城镇化进程中威胁公众健康的主要危险因素。睡眠也将日趋成为一个严重的公共卫生和经济社会问题，而我国睡眠学科的发展还远不能适应民众高速增长的医疗保健需求，因此提高公众健康素质已成为一项重要和迫切的任务。作为严重危害身心健康的疾病之一，睡眠障碍不仅严重影响生活质量、工作效率甚至是生命健康，还带来沉重的社会和经济负担。据统计，睡眠障碍已成为综合性医院神经科门诊中仅次于脑血管疾病的第二位病因，而长期失眠可能是疾病的早期警告；在门诊和住院患者中，失眠患者的事故发生率是对照组 4.5 倍，工作缺勤人群中有睡眠障碍者占 41.4%。

睡眠障碍与健康生活方式和重大疾病防治密切相关。睡眠障碍无论在哪个年龄段的人群中都占有相当的比例，有些还相当严重。人们常说老年人由于年龄大了有睡眠障碍，可如今不仅是中老年人，青壮年、少年甚至孩子们都有不同程度、各种类型的睡眠障碍，已经不分城市和农村，但在白领等社会精英群体中表现得尤为突出。如果不及时干预、不贯彻预防为主的方针，它对很多疾病的发生、发展和康复都会产生影响。一个严重的糖尿病患者在采用各种治疗办法的同时，如果睡眠不好，他的血糖就很难控制；一个高血压患者，如果睡眠不好，他的血压也很难控制。其他疾病更是这样。

中国医师协会作为我国依法成立的医师行业权威组织，自2003年即在卫生部支持下开展健康睡眠促进工作，已取得良好的社会效益和广泛的社会认同。在动员广大医师重视睡眠科学、宣传睡眠科学、提高睡眠科学认知、强化睡眠学科建设、规范睡眠诊疗技术等方面发挥了重要作用，有利于预防疾病和全民健康素质的进一步提高。此次，中国医师协会健康睡眠促进中心又为时两年多，联合北京大学医学出版社精心组织策划，动员我国高层次的睡眠医学专家资源，著述出版这套《解码健康睡眠系列丛书》，编者都是海内外有较大影响、长期从事睡眠科学工作的专家学者，旨在把许多不为人知的新理论、新技术、新方法，通过我们普通人都能听得懂、信得过、用得上的科学语言，使广大公众更加了解健康睡眠的真谛和无穷奥妙。

高品质的生活需要高品质的健康睡眠。在此我衷心感谢参与此项工作的医学专家和同仁，并呼吁全社会都能够更加关注睡眠、爱护健康，也希望广大医护人员像重视肿瘤、高血压、糖尿病一样重视睡眠，因为这是人人受益、功在千秋的大好事。

殷大奎

卫生部原副部长

中国医师协会会长

中国健康促进与教育协会会长

中国医师协会睡眠医学专家委员会主任委员

2011年3月

序 二

睡眠虽然是生命中不可或缺的生理行为，但是能够让我们夜夜安享完美的睡眠，有时候却显得十分奢侈。且不说在生命周期的不同阶段：前一段睡不醒，中一段睡不够，后一段睡不着，即使我们有时间、有条件去睡，各种各样的睡眠障碍也会想方设法侵扰我们的清梦。

睡眠障碍会以失眠、睡眠－觉醒节律紊乱、嗜睡和异态睡眠为表现，其中异态睡眠临床相上最为复杂、诊断上更加困难，也需要更有针对性的治疗策略。由于异态睡眠常常以复杂的行为异常为表现，比起以“入睡困难、夜间频繁醒转、早醒、日间困倦”等为表现的其他睡眠障碍，患者本人往往更难意识到是自己的睡眠出了问题，在求医的过程中也会耽搁更长的时间。这样一本以科普为目的的书，以案例开始，以打油诗结尾，资料科学翔实，文笔生动有趣，开卷一读，便不忍罢手。相信读者会通过自己的眼睛证明我所言不虚。

我是中国医师协会精神科医师分会的首任会长。2005 年分会成立，2007 年精神科医师分会成立了青年医师联盟。这自然有提携后进、培养梯队的意思。也好比一个人排队，前面人多，也总希望自己后面排的人越多越好，这样会比较安心，觉得自己没有站错队。我进入这个行业的年头不长不短，向前看，有许多前辈依旧活跃在临床和学术一线；向后看，后起之秀已经开始大展身手。我以为这才是一个行业兴旺发达的表现。本书的作者均为青年医师联盟的骨干，我尚没有感叹“后生可畏”的资格，但是面对这样一群热情可嘉、才气可赞的年轻同道，内心里是充满了喜悦！

于　欣 教授
中国医师协会精神科医师分会前任会长
北京大学第六医院院长
2011 年 3 月

序 三

今日看到此书，颇感惊喜。

惊，源于此书作者均系中国医师协会精神科医师分会下属的最年轻的团队——青年医师联盟之成员，本书之创意、编撰皆由他们完成。

喜，源于如此多的精神科医师能够乐于做健康教育，将所学知识服务于更广大的人民群众。异态睡眠障碍在精神科中只是冰山一角，但其涵盖内容广泛。各位作者结合临床案例或古籍典故，将每种病症呈现于读者眼前，再从专业角度给予解读。既通俗易懂，又具科学价值。

希今后能有更多的精神科医师投身于科普宣传，也望青盟这一年青团队，能以此为平台，推出更多、更好的服务于社会的活动及作品。

郝 伟教授
中国医师协会精神科医师分会现任会长
中南大学湘雅二医院精神卫生研究所副所长
2011 年 3 月

序 四

人的一生至少有1/3的时间是在睡眠中度过的。睡眠本身并不是一个被动过程，可以说，我们在睡眠中成长、发育、衰老、死亡，醉生梦死并非完全是一种形容。因此，这样长的时间内不可能不出一点毛病，即睡眠问题。睡眠会做梦，对于梦的好奇可以上升到一个世界观、人生观的高度，甚至具备道德意义。在中国，庄生晓梦迷蝴蝶，又有所谓“至人无梦”，即圣人无妄念，所以不做梦；在国外，弗洛伊德《梦的解析》对梦做出了划时代的解释；又比如《盗梦空间》里的梦中梦，思考旋转的陀螺是否最终停下以判断关乎你我的世界是否真实存在。当然，睡眠问题是每个人一生中几乎一定会遇到的问题，因而更多地和我们第二天能否上班、开车、学习等现实问题相关。有人到了一个新地方、换了一张床就睡不着，有人出国旅行因为倒时差也睡不着，我本人从小到大一直都有睡觉中磨牙的“坏习惯”。这些都是睡眠问题，最常见的睡眠问题还有失眠（我国传统医学称之为“失寐”）、鼾症以及本书中讲到的发作性睡病、不安腿综合征等，所以睡眠问题是一大类问题的总称，细分的话达百种之多。长期的慢性睡眠障碍甚至与慢性疾病如糖尿病、高血压等的发生相连，在美国每年至少有4千万人口深受慢性睡眠障碍之苦。2002年3月21至25日，由国际精神卫生和神经科学基金会（IFMHN）发起的“全球睡眠调查”结果显示，我国有45.4%的人存在睡眠问题（其中28%失眠，17.4%可疑失眠），所以这是一个重要问题。为唤起全民对睡眠问题的重视，从2001年起，国际精神卫生和神经科学基金会主办的“全球睡眠和健康计划”将每年的3月21日定为“世界睡眠日”并发起了一项全球性的活动，此项活动的重点在于引起人们对睡眠重要性和睡眠质量的关注。国际社会对健康的定义有充足的睡眠、均衡的饮食和适当的运动三项标准，但随着社会生活的演变，人们的生活节奏日益加快，夜生活的流行，向夜晚、向睡眠要时间成为成功的标志之一，对睡眠重要性的认识不足或不得不牺牲睡眠成为时尚。之所以定在3月21日，是因为普遍认为这一天是北半球春季的开始，而季节的周期性交替和睡眠昼夜变化，都与睡眠以及睡眠问题的发生密切相关。2003年中国睡眠研究会把“世界睡眠日”正式引入中国，每年的活动都有一个主题，2010年的主题是“良好睡眠，健康人生”。

睡眠问题在临床医学领域的定位有点像疼痛，常横跨现有临床学科分界，内科、呼吸科医生可以处理，神经科、麻醉科、中医科医生也可以看，但更多的是在精神科领域。世界卫生组织的国际疾病分类里，也把睡眠问题归入精神卫生的范围，因为长期的睡眠问题可以引发精神卫生问题，精神卫生问题如焦虑、抑郁甚至精神分裂症、心境障碍等都有睡眠障碍的症状。

异态睡眠是一类特殊的睡眠问题，表现在睡眠中出现一些奇怪的动作行为，从看似简单的说梦话、蹬腿，到能够完成一系列复杂动作，甚至成为某些恐怖电影渲染的令人毛骨悚然的场景，如梦游等。本书是由国内青年睡眠问题专家张斌博士和中国医师协会精神科医师分会青年医师联盟的年轻才俊们共同打造的，是集艺术性、科学性、可读性于一体的大众普及性科学读物。强调科学性是因为睡眠问题研究本身是一门很严谨的科学，其研究成果已逐步应用推广于临床实践及日常生活，帮助到许多人。本书作者长期从事这方面研究，学有专攻，言之有据，书中所言不是鹦鹉学舌，更不是空穴来风。而艺术性是因为科学知识要让人接受，板起脸孔坐而论道是不行的，本书篇幅不长，面目可亲，文笔活泼，能够让人一气呵成读完。普及性是因为国内已有针对专业医师的临床睡眠障碍学等一些学术著作，但专门针对异态睡眠的科学普及读物寥寥无几。因此我很期待并相信，读者可以从这本书中获得营养和解答。

徐一峰 教授

中国医师协会精神科医师分会候任会长

上海市精神卫生中心副院长

2011年3月

前言

人类作为地球的主宰，上天人地，似乎无所不能。在取得如此炫目的自然科学成就的同时，我们却无奈地发现对自身机体知之甚少，不能完全了解它是如何和谐而完美地运作的。一些远见卓识的科学家将21世纪称为“脑的世纪”，期望对人类自身，特别是大脑的运作，获得清晰的认识。生命科学由此也逐渐进人了快车道，但是目前的生命科学成就主要来源于觉醒状态的研究，睡眠状态却很少涉及，以致我们对睡眠还没有完整和清晰的认识。

最令人惊讶的是，某些人在睡眠时会出现一些不寻常的举动，让我们不免产生种种困惑，如：他们真的对自己的所作所为一无所知吗？他们是在睡梦中吗？他们是受到鬼神等超自然力量的控制吗？现代医学已经解释这些状况通常属于一类特殊的睡眠疾病，即异态睡眠。异态睡眠是指在睡觉时出现的奇怪行为或不寻常的动作，醒后这些异常的动作就消失了。虽然听起来很奇异和罕见，但是它的发生率并不低。只是由于出现在夜间，经常被忽略，而且家人发现后，也会保守这个秘密。此外，异态睡眠种类繁多，各个年龄段均会发生，各有特点。不但出现在梦境中，还可以出现在睡和醒的转换期、深度睡眠以及其他睡眠时期。

目前，关于异态睡眠的书籍寥寥无几，大众和专业人士不能对其有科学和清晰的认识，以致异态睡眠患者往往求医无门，十分困扰。本书由中国医师协会精神科医师分会青年医师联盟的专家联袂撰写，通过妙趣横生的故事、科学严谨的态度、细致全面的分析，向公众介绍了众多的异态睡眠障碍。本书的插图由广西民族大学艺术学院杨春语同学绘制，在此表示感谢！

我们期待本书在为您排解困扰的同时，带给您新鲜有趣的知识，以推动睡眠医学的普及。

张　斌

2010年11月

目录

目录

目录

我家有个夜哭郎

——意识不清的唤醒

“天惶惶，地惶惶，我家有个夜哭郎，过往君子念三遍，一觉睡到大天亮。”据说把写有这些句子的字条贴在门口，家中宝宝就可以安睡到天亮了。这是一个民间传说，虽是迷信，但由此可见婴幼儿的“夜啼”问题，自古至今一直困扰着年轻父母们。

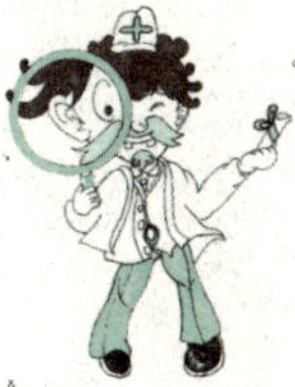

案例回放

小张夫妇近日就遇到了这样的困惑。宝宝今年一岁半，前几日一次发烧时，夜里总是哭闹，还在床上翻滚，小两口越是抱他、抚摸他，宝宝哭得越厉害，而且近几日愈演愈烈，俩人干脆轮流值夜班，但如此细微的照顾仍然无法让宝宝安然入睡。

这种情况也许很多父母都碰到过，但往往是最后父母撑不住了，不管孩子，不知不觉孩子就好了。这是一种疾病？还是宝宝发育过程中的一种正常现象呢？因为有的孩子就是难养嘛！其实不然，这是一种睡眠障碍，国内多译为“觉醒紊乱”，中国台湾的教科书则译为“意识不清的唤醒”，但意思都一样，就是半梦半醒的状态——在深睡眠中有部分的觉醒，但没有夜惊的害怕与尖叫，没有梦游般一系列复杂的行为，发作的时间也较长。

此症多见于婴幼儿和低年级的学龄儿童。其在5岁以下的儿童中反复发作非常普遍，几乎所有的幼儿至少有过一次轻微的发作。随着年龄的增长，发生的频率逐渐减少直至消失。其常在上半夜发作，偶尔也可在白天小睡中发作。多见于睡眠不足或发热者。若在夜间睡眠的前三分之一时段中，强迫唤醒儿童也会诱发此症。而且有相当一部分患儿都有家族遗传的倾向。

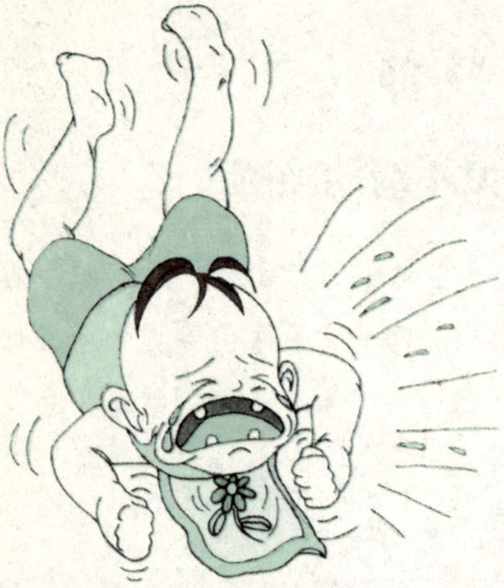

发作开始时儿童一般只有一些躯体活动和呻吟，进而笑和（或）大叫，在床上剧烈地翻滚。可能会呼唤父母，但却不认识父母或“视而不见”，常有自言自语，但却不能回答问题。小婴儿因为肢体活动局限，常表现为无法安慰的哭吵，患儿的眼睛可睁可闭，出汗明显，没有“惊恐”的表情，但看上去非常困惑、激动和不安。常被家长认为是“噩梦”而忽略。每次发作一般持续1～2分钟至30～40分钟，其中有5～15分钟的表现非常典型。儿童对所发生的过程没有记忆，完全不能回忆。

小张夫妇宝宝的表现和这些表现完全相似，那为何夫妇俩全心全意的照顾却完全白费呢？

父母常认为他们有责任帮助孩子挣脱这种睡眠中的困境，其实父母参与越多，如按住或抱着患儿，不仅不能使其安静或清醒，相反，常遭到反抗，并使发作时间延长。再者，患儿发作时仍处于深睡期，父母的努力会使孩子完全清醒，干扰睡眠，甚至在发作结束时使其受到惊吓，从而使再次入睡延迟。

小张夫妇的宝宝首次发作是由于发热引起的，但夫妇俩认真细致的照顾反而使宝宝发作时间延长，影响其夜间睡眠，而睡眠不足又再次诱发其发作，如此恶性循环，宝宝发作愈演愈烈。由于后期小两口没有精力关注，宝宝的发作反倒自然终止了。随着诱发因素的去除，宝宝又可以安睡到天亮了。

由此可见，对于儿童期的发作，只要父母能够正确认识，给予恰当的安慰，提供安全的环境保证，就可使发作逐渐消失。

此症也可发生于成年，但较少见，一般见于35岁以下的患者。最近发现的一种目前归类于此症的新疾病——睡眠时发生的不典型性行为，使成年人的发作备受关注。发作时，患者在唤醒功能出现问题的状况下，出现长时间或暴力的自慰、对

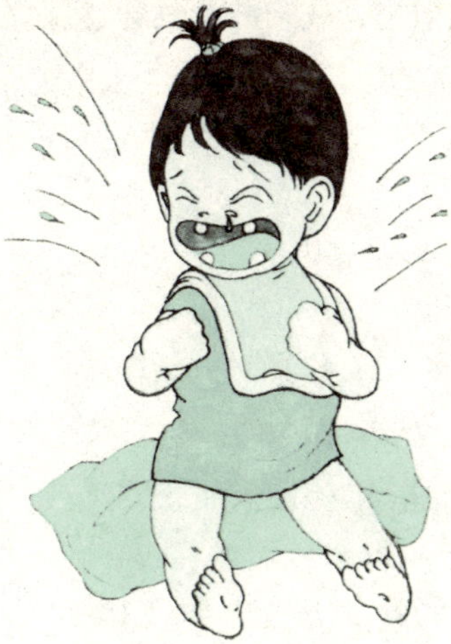

未成年人及成年人施以性虐待及性攻击，以及在睡眠中发出性爱呻吟的声音，然而这些行为在一觉醒来后却完全记不得。目前国内尚无关于此类案例的报道。

一般成人发作时，表现为简单无目的的动作，或是复杂的动作，或是攻击、暴力的行为，或是不适当地跟某人或枕边人发生性行为，患者在行为中也可能会讲一些颠三倒四的话，甚至有时还会出现磨牙，而这些行为通常伴有躁动的现象。尽管发作持续数分钟或数小时，但患者次日早晨醒来，却对昨晚发生的事毫不知情。

成人中反复发作的患者，通常是典型的深睡者，平常就不太容易被叫醒，而且大多与遗传相关。任何可能加深睡眠或影响清醒过程的因素，如睡眠不足、服用安眠药、压力大、噪声或其他唤醒的刺激等都可诱发此症。另外，精神疾病如焦虑症、双相情感障碍及抑郁症等也有可能诱发。

由于成人发作时较严重，因此必须确保患者的睡眠环境中没有危害患者的物品，尽量减少患者的夜晚活动，包括晚上打电话或任何需要中止睡眠、立刻清醒来执行的工作，并且要避免前面所提及的诱发因素。如果发生次数频繁，需在专业医生指导下使用药物治疗。

了解了有关“夜哭郎”产生的原因后，相信年轻的父母们便不会“病急乱投医”了。然而该病在成年人中的表现为其增添了许多神秘色彩，使更多人希望对这种熟睡期的部分觉醒一探究竟。曾经有病例报告发现该病患者存在脑部病灶，但对绝大多数患者的研究并未发现脑部有特殊病灶。我们现在只知道这

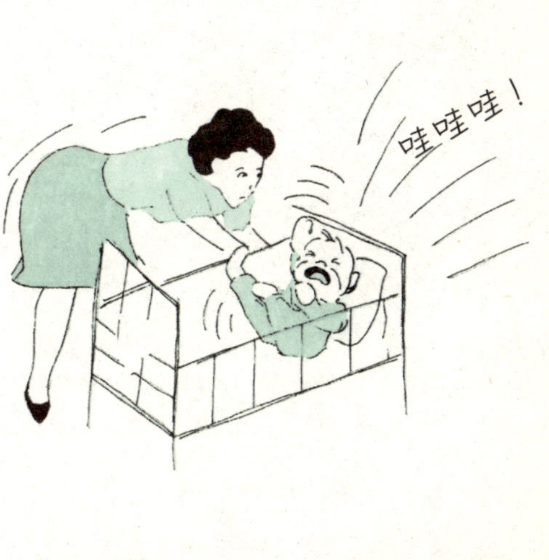

是一种奇怪的现象，相信随着更多的先进技术用于睡眠研究，我们将最终能够探究其中的奥秘。

我家有个夜哭郎　夜夜愁煞爹和娘
宝宝安睡有高招　正确认识病自消

（钟　慧）

夜半惊魂，谁之过？

——夜惊

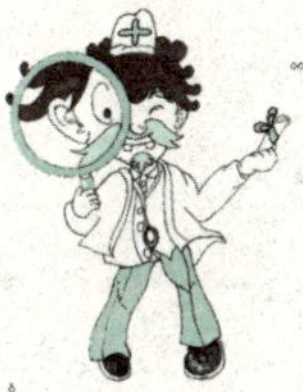

案例回放

第一次在诊室见到小华的情景，我至今记忆犹新，小华已经7岁了，很少有这个年龄的男孩是哭着走进诊室的。妈妈跟着他一起快步走进诊室，一脸的忧愁，爸爸走在一旁，表情也略显凝重。

我刚请一家人落座，妈妈便开始焦急地介绍孩子的病情，“医生，这孩子以前都很好，都怪我，两个月前他奶奶检查发现得了癌症，现在已经没有好办法了，就在家休养，我每天照顾她，我心里也很烦，就把这事告诉了孩子，还常对他发脾气。这个月开始，他好几次夜里突然从床上爬起来，又喊又叫，还喘着粗气，满头大汗，像被什么吓到了，我叫他也没反应，不过一般三五分钟就好了。第二天问他，他也不记得，但是这样多伤脑子啊！”

爸爸接过了妈妈的话茬，“我平时长期出差，一个礼拜只回来一次，这种情况我也没见过，但是听他妈妈讲得很吓人。我也觉得可能是和奶奶的病有关系，他从小是奶奶带大的。他妈妈也不对，我早就讲这事不能告诉孩子，现在只要一提奶奶的事，他就哭，晚上还这么闹，我们就怕他身体熬坏了！”

“你天天不在家，我跟谁说！我以为和孩子说没事，哪知道会这样！”妈妈回应道。

看着父母就要争吵，我赶紧打断，“小朋友，你为什么哭啊？”

小华脸上挂着泪水，小声说：“我不想奶奶死，妈妈说奶奶还有半年就要死了。我想和奶奶在一起，我怕死！”说着说着，他又哭了起来。

“那妈妈说的夜里的事你记得吗？”

"我也不记得了，我不知道怎么回事。"小华回答。

之后我单独和小华谈了关于奶奶将要去世的问题，并对小华父母在处理夜半哭喊、如何与孩子谈奶奶的事等做了指导。

在随后的一月中，爸爸延长了在家的时间，妈妈增加了对小华的鼓励，奶奶也在身体允许的时候陪陪孙子，而对于夜半的哭喊，妈妈不再急切地想叫醒他，只是在发作时对小华的身体给予了保护，避免撞到周围的物体而受伤。小华夜间的发作逐渐停止了。之后我对奶奶生病一事对小华造成的影响还继续给予了心理辅导。

这是一个在儿童心理门诊经常会遇到的个案，"夜半的哭喊"专业术语为"夜惊"，小华就是一位"夜惊症"的患儿。该病的特征是儿童在入睡后大约半小时到2小时，突然从睡眠中惊起，发出令人毛骨悚然的尖叫声，常使父母惊醒。他们会发现孩子持续地哭喊，两眼直视或紧闭，手足乱动，表情十分惊恐，有明显的呼吸急促、心跳加快、瞳孔扩大、皮肤潮红、满身大汗等症状，意识呈现朦胧状态，对父母的关怀毫无反应，拒绝任何身体接触，故在这种激烈的活动中很容易受伤，患儿会撞到家具，甚至打破窗户，有时还会使参与其中的父母受到伤害。

发作时，儿童坐于床上或下地无目的地行走，好像要挣脱一些看不见的威胁。发作时常呼之不应，极难唤醒。如被强迫唤醒，儿童可能会意识混乱，语无伦次，但不久又睡着。一般发作持续1～3分钟，很少会超过5分钟。患儿次日对发作经过不能回忆或仅有一些简短和片段的记忆，没有完整、生动的梦境。有时白天小睡时也可发生。

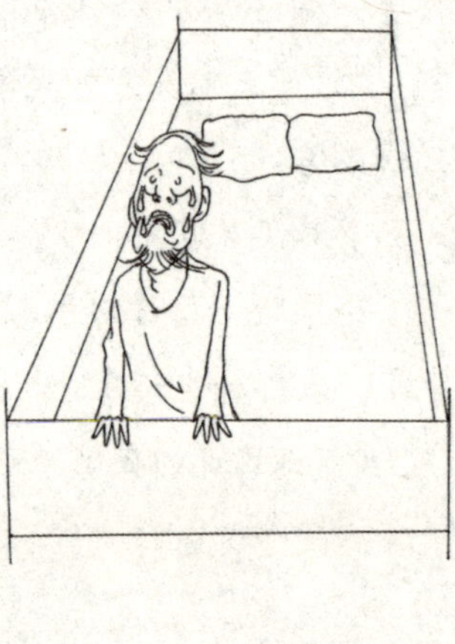

该病多见于4～12岁的儿童，4～7岁为发病高峰期，男性略多于女性，在青春期前发生率逐

渐减少直至消失。青少年和成人夜惊少见，大部分是源自青春期的延续，只有很少一部分是在成年发生。常有家族遗传倾向，大约 90% 的患者家族成员中有夜惊或梦游的病史。家庭气氛紧张、意外生活事件或睡前听了紧张、兴奋的故事，看了惊险的电影也有可能诱发。

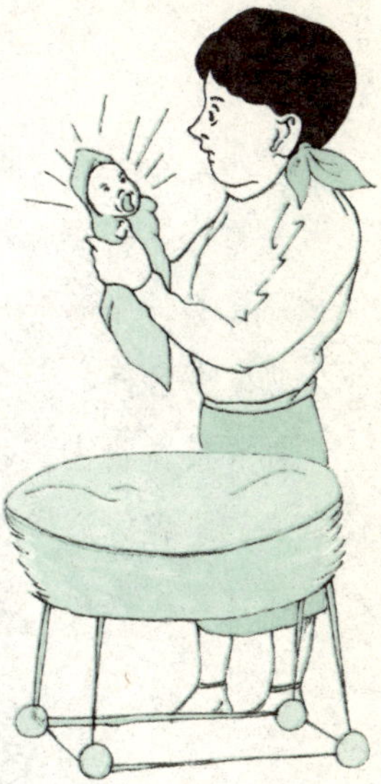

而小华的发病是谁之过呢？其诱因包括奶奶突然患病即将去世的打击，由此事引起的家庭气氛不和谐，父母聚少离多、缺乏沟通等。此外追溯其家族史，其父亲幼年曾有梦游的病史。也就是全家人人有责，但都是无意之过，这也是家人相互埋怨的原因，都认为自己没错、对方有错，如此争执不休，导致家庭更加不和睦，反而加重小华的病情，造成恶性循环。

对于这个病很多人有一个误解，即认为夜惊与噩梦有关，从 20 世纪中叶发现此病开始，这一误解就一直存在。其实二者没有任何关系。人的睡眠是由两个阶段构成，一是 NREM 睡眠，即非快速眼动睡眠，表现为闭眼，平稳入睡，无快速眼球运动，无躯体运动，故又称为安静睡眠期；二是 REM 睡眠，即快速眼动睡眠，伴有眼球快速转动，脉搏、呼吸加快，全身肌肉松弛，身体活动增多，儿童可表现为微笑、皱眉等动作。做梦即出现在 REM 睡眠阶段，该阶段不易被唤醒，故又称为活动睡眠期。夜惊症出现在 NREM 睡眠阶段，从深度睡眠期开始发生，因此阶段无梦出现，故二者无任何关联。

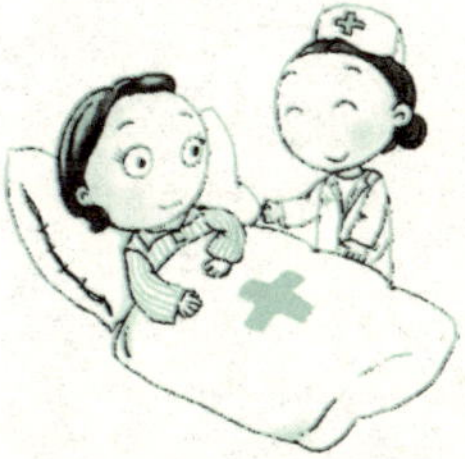

介绍了这么多关于此病的特征，你也许会发现自己的孩子也有过这样的表现，那该怎么办呢？这是不是很严重的病呢？如果你的孩子只是偶尔出现，表现轻微，原因往往是白天太兴奋或看了恐怖刺激的电影、故事等所致，可以不用太在意，只要去除诱发因素即可。但如果发作频繁、剧烈，造成儿童或家人的伤害，甚至威胁儿童的生命时，应至专科医生处诊治。一方面需排除身体的其他疾病，如脑肿瘤、癫痫，也可引起类似的发作；另一方面如确诊为此病，症状严重者需用药物干预治疗。

此外，心理治疗也很重要。关键要去除诱因，就像小华一样，是持续存在的心理因素作怪，需要长期的心理干预，而且不仅需要个体的心理治疗，如行为治疗、认知疗法等，必要时还需使用家庭治疗。家庭中的其他成员也要接受治疗。此外，教会儿童应用自我放松和心理想象等方法，可减少其诱发。

也有报道指出，在部分觉醒发生前15分钟定时唤醒儿童是夜惊的一种有效干预方法。此病的治疗效果很好，其发作也不会对大脑造成持久性的损伤，而且只要家长注意家庭教育，创造良好的睡眠环境，多数儿童可不治自愈。

夜半惊魂家人慌　孩子茫然不知措
安抚引导少关注　消除诱因自如常

（钟　慧）

谁弄脏了厨房的角落

——睡行症

梦游，这似乎是一个人人都很熟悉的病症，关于梦游的故事从古至今也有许多。先给大家讲个关于梦游的故事吧。

法国有一位梦游症患者，名叫雍·阿里奥，一次梦游竟长达二十年之久。一天晚上，他熟睡之后突然爬起来，离开妻子和五岁的女儿，来到了英国伦敦。他在那里找到了工作，又娶了一个妻子，并生了一个儿子。二十多年后的一个晚上，他又急匆匆地返回法国的家中。第二天早晨，阿里奥一觉醒来。他的法国妻子看到了白发苍苍、失踪二十多年的丈夫，悲喜交集地问道：“亲爱的，你到哪里去了？二十多年来音讯全无。”可是，阿里奥却伸了伸懒腰，若无其事地说：“别开玩笑！昨天晚上我不是睡得好好的吗？”

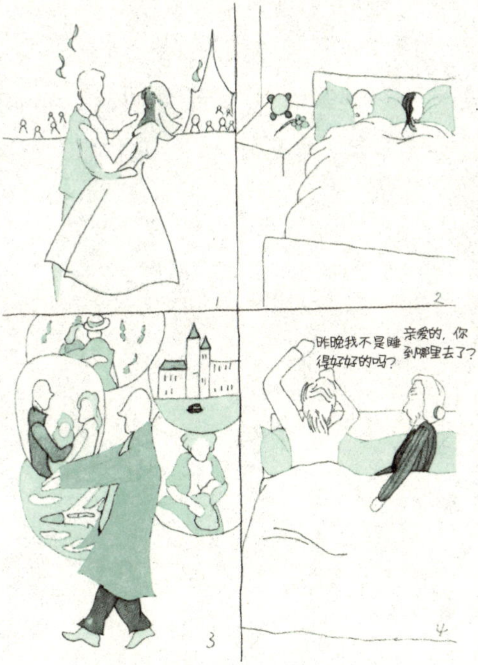

故事听起来似乎有些离奇，但其反映了部分成人梦游的特点，即成人在经历梦游时往往内容具体、鲜活，甚至说梦话都让人觉得是平常的交流。当然这个故事的主人公发作时间之长确实罕见。其实成人梦游较少见，梦游还是多见于儿童，尤其是4岁以上的儿童。

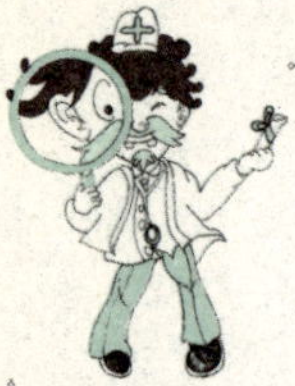

案例回放

这是一个普通的三口之家，儿子9岁，平日顽皮。奇怪的是，家人每隔数月就会发现厨房的角落里有滩尿迹，往往都是早晨发现的，谁都不知是怎么回事。直至一天夜里11点左右，父亲忙完工作准备上床休息，突然发现儿子一个人往厨房走去，父亲叫他没有答应，于是跟了过去，只见儿子在厨房的角落里方便之后，便若无其事地回房间了，并未理睬站在一旁的父亲。第二日，父亲追问此事，儿子一脸的迷惑，不知所云。

通过以上两个个案，你可能认为这是个神秘、有趣的疾病，对本人和他人似乎都没有什么伤害。其实不然，这个疾病很常见，而且有其非常危险的一面。

梦游，又称睡行症，常起病于4～8岁，15岁以后慢慢消失。约15%～30%的人在儿童期至少有一次梦游的经历，3%～4%的儿童经常发生，仅有0.5%～1%的成年人偶有梦游发生。你也许会问，如此常见的疾病，我们怎么都没发现呢？

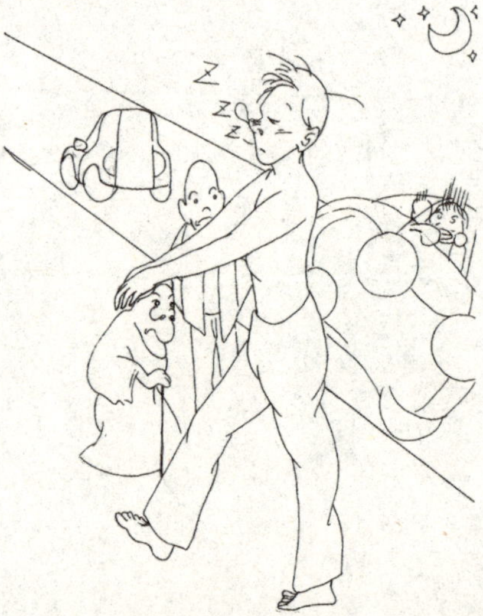

其实大多数儿童的梦游表现都是安静的，又称安静型梦游。幼儿发作时在床上爬来爬去，因为他们非常安静，常不被父母注意。年长儿在发作时常离开床，向着光或父母的卧室走去，他们常被发现站在房间中或静静地站在父母床边，轻轻低语，但不能正确回答问题。发作时还常伴随一些不恰当的行为，如前面个案中提到的在角落排尿。但这些儿童很容易在父母言语的指引下回到床上再次入睡，而且多数是偶然发生，所以父母大多不会在意。

危险多来自于以下两类情况：

一类是有些年长儿梦游时虽然安静，但有一系列复杂的活动，如光线昏暗，他们仍能成功地避开障碍物，越过楼梯进入另一个房间。有时甚至会穿越窗户或走到街上，自己穿马路。这样是非常危险的，容易造成严重的意外伤亡。

另一类则是激动型梦游的儿童，多见于年长儿，其典型表现是儿童从睡眠中起床，走来走去，并伴有不安和激动的表情及较多的无意义的乱语。当别人碰他或抓住他时，他的激动程度会增加。这类儿童在梦游中避开障碍物的能力较安静型差，易造成对身体的伤害，但他往往能忍受轻微的伤痛。

此外，发作时的儿童很难被唤醒，如果强行唤醒，有的会对试图唤醒他们的人出现反抗或攻击行为，也有部分表现出受惊吓后的恐慌。这种情况也有可能造成危险，所以民间常有流传——梦游的人是不能叫醒的。当然这话也不完全对，梦游很难被唤醒是由于梦游发生在深睡期，也就是睡眠最深的阶段，梦游者虽身体在活动，但大脑依然处于深睡状态，仅是部分的觉醒，所以此时唤醒是非常难的，如被强行唤醒，自然人会很不舒服，因而出现一些激动或恐慌的行为。当然也并非绝对，有的梦游者被唤醒后只是茫然。所以只能说“最好别叫醒”，但不是“万万不能”。

当然危险不会持续很久，大部分梦游发生很少超过 15 分钟，个别病例报告超过 1 个小时，但十分罕见。而且梦游结束后，患者均能安静下来，回到床上继续睡眠。

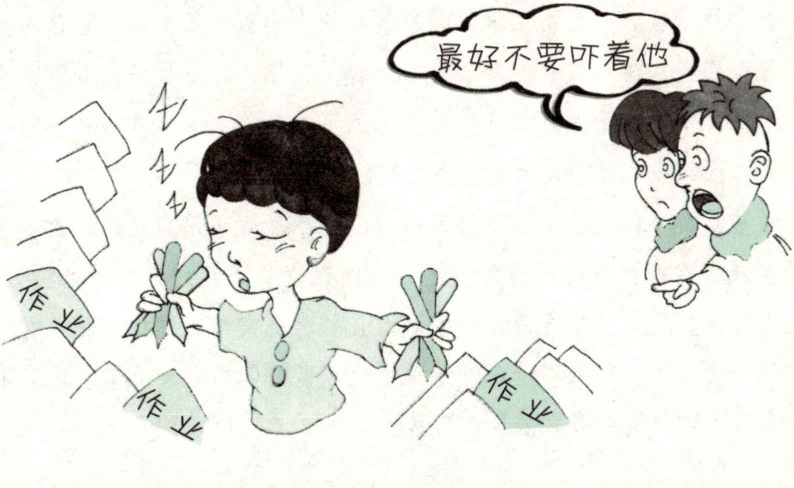

这样的表现对于不了解此病的人来说颇有神秘感，而且梦游发生的时间往往是在入睡后刚睡熟之时，易被较晚睡眠者发现，常被误以为是正常起床，加之若碰巧回答正确部分问题，如果是成人，更会增添其神秘感。

这里还有一件事没有交代，“梦游”这个称呼大家都很熟悉，为何专业名称为“睡行症”呢？是多此一举吗？这还是与此病的发生时间相关。梦游，从其字面理解，自然是做梦的时候发生的事儿。而前面也提到，此病发生在睡眠最深的阶段——深睡期，此时表现为闭眼、无快速眼球运动、无躯体运动，为安静睡眠状态。那做梦发生在什么阶段呢？梦其实发生在随后的活动睡眠期，此时伴有眼球快速转动，全身肌肉松弛，身体活动增多。做梦时的运动与此病的发作似有异曲同工之处，这也许就是若干年以来一直沿用“梦游”名称的原因。但梦与此病发作其实并不在同一时期，自然不能以此名称作为专业术语，故改为“睡行症”。本文还是沿用大家都熟悉的名称，但看完此文后您应当了解，梦游——游而非梦，梦游并不是在做梦的时候发生的。

那如果我们遇到周围的人出现梦游，该如何处理呢？一般当有人发生梦游时，应该引导其回床上睡觉，不要试图叫醒他，隔天早晨也不要告诉或责备他，因为其对梦游时发生的事件不能回忆或仅有稀少的片段回忆，告知或责备均可能造成其有挫折感及引发对此现象的焦虑。此外要注意移除其睡眠周围环境的危险物品，避免再次发作时受到伤害。如果发生次数频繁，应该求助医生给予药物治疗，也需请医生帮助排除癫痫等疾病。成人的梦游大多源自儿童期未完全缓解的梦游，当然成人的梦游也可发生于以前毫无梦游病史的人，只不过这些患者大多合并其他精神心理方面的问题，因此成人梦游需专业医生治疗。

若想预防梦游症的发生，则要知其诱因，包括睡眠不足、发热、过度疲劳、使用安眠药或抗精神病的药物，另外一些会干扰深度睡眠期的因素包括压力、疼痛、睡眠呼吸暂停或膀胱充盈也会诱发梦游。而且梦游者家中有同样病史的现象也很常见。如有过一次发作，可从以上各种情况中找到诱发因素，在今后的生活中稍加注意，绝大多数人都可避免或减少发作次数。

梦游之谜不是谜　积极治疗去诱因
游走之时非做梦　科学对待不神秘

（钟　慧）

睡眠是否伤害了我

——睡惊症

人的一生有三分之一以上的时间都在睡眠中，有质量的睡眠是健康的重要保证。首先，睡眠有助于消除疲劳、恢复体力。其次，睡眠有助于保护大脑、恢复精力。再次，睡眠有助于增强机体的抵抗力。此外，对儿童来说，睡眠还有促进生长发育的特殊意义。睡眠有如此多的好处，那它会给我们带来伤害吗？

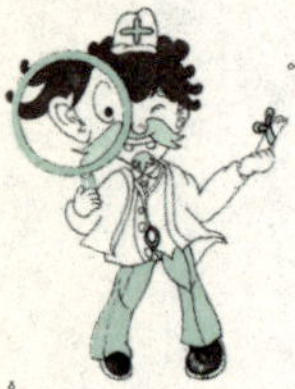

案例回放

小宋是一位30岁的外企白领，平日酷爱喝咖啡，即使临睡前也常饮用。晚上加班、喝咖啡则是家常便饭。可有一天晚上入睡后不久，她突然感觉头部有一个巨大的声响，并感到头部有剧烈的爆裂感。小宋被惊醒后惊恐无比，不敢再入睡。随后的几晚入睡后都有类似情况，到多家医院检查未发现头部有异常，小宋为此苦恼不已，晚上睡觉已成为其生活中最惧怕的一件事。睡眠这个重要的休息方式居然变成了她最深的伤害！“是否睡眠伤害了我？”她不禁要问。

让我们一起来看看其中之奥秘吧！

睡眠是由非快速眼动（NREM）睡眠和快速眼动（REM）睡眠两个阶段构成，两个阶段交替进行并有规律地循环。NREM睡眠表现为闭眼，平稳入睡，无快速眼球运动，无躯体运动。其包括三个期，第一期为思睡入睡期，属于浅睡眠；第二期为中睡期；第三期为深睡期。睡眠的深度是从第一期开始逐步加深，到第三期达到最深的程度。REM睡眠又称做梦期，做梦多在此阶段，其特征是伴有眼球快速运动，呼吸、脉搏、频率增快，血压升高，全身肌肉松弛，身体活动增多，儿童可表现为微笑、皱眉等动作。

正常人入睡后几分钟之内即进入 NREM 睡眠的第一期和第二期，一般入睡后 30 ～ 45 分钟进入第三期。由于年龄不同，第三期睡眠可持续几分钟到 1 小时不等。然后睡眠变浅，从第三期回到第二期。在开始入睡后的第 75 ～ 90 分钟以一个极短暂的觉醒标志着第一次 REM 睡眠的开始，此时伴有眼球快速运动和肢体的转动，一般持续 5 ～ 10 分钟，又出现 NREM 睡眠第二期，约 90 分钟后再次出现 REM 睡眠。如此周而复始，NREM 和 REM 睡眠交替出现，完成一夜的睡眠。

我们了解了睡眠的周期和各阶段表现，那我们看看小宋的问题是发生在哪个时期？为什么会有这种表现呢？她的问题是出现在入睡后不久，也就是从清醒进入浅度睡眠（NREM 的第一期）时发生的异常，一般在入睡后半小时以内发生。那头部声响和爆裂感该如何解释呢？是脑部真有某个部位出了问题？还是外界有何影响？说到这，就必须提及一种睡眠现象——睡惊。

睡惊的主要特点是身体一个或多个部位短暂而强烈的收缩，而且多发生在入睡时。该现象的发生率很高，约 60% ～ 70% 的人都有过此种情况的发生，如此高的发生率为何很多人都没有感觉呢？其实大多数人的表现并没有小宋严重，而且多数人发作后并不会醒，同睡者也不易发现，所以也就不知不觉了。

睡惊的表现涉及全身各种感官，包括运动性睡惊、视觉性睡惊、听觉性睡惊、体觉性睡惊和感觉性睡惊。

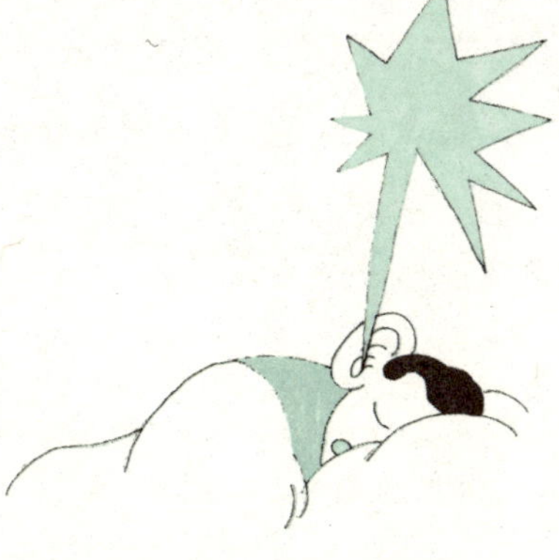

最常见的是运动性睡惊，症状为刚入睡的时候，就在半梦半醒的阶段，上肢和下肢的肌肉群，有时伴随着头部或整个躯干的肌肉群，突然迅速地收缩。这些肌肉收缩的现象，没有规律，亦不对称，可自然发生，亦可因外在环境刺激唤醒而发生。睡惊主要发生在小腿，但也可发生在手臂和头部。有时还会出现尖叫声。运动性睡惊通常会伴随有短暂但却是活生生及令人印象深刻

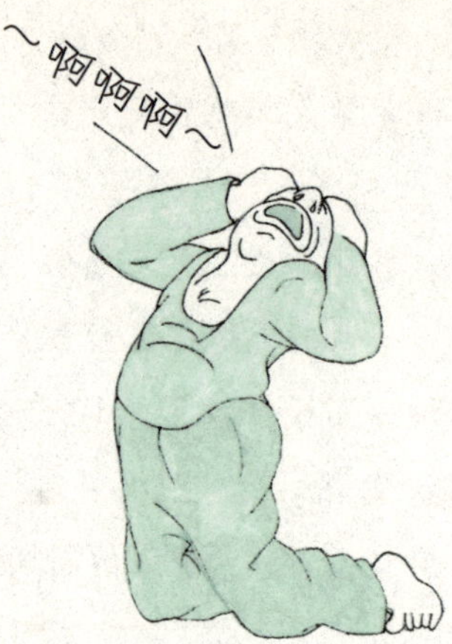

的梦境，最常见的梦境为出现突然跌倒的错觉，而引起强烈及惊吓的肢体收缩反应。

视觉性睡惊及听觉性睡惊表现为刚入睡后突然出现的视觉性梦境、视觉或听幻觉以及既往感觉的闪现。其特别之处为刚入睡即出现，而正常的梦是出现在REM睡眠，也就是入睡90分钟左右。

小宋的情况属于感觉性睡惊，其表现为突然感觉头部有一个巨大的声响或感觉到头部剧烈的爆裂感。虽然此病的典型症状不会有痛的感觉，但有些患者会报告症状发作时，同时会感受到头部有刺痛感。

一般的睡惊可以看作为生理现象，可出现在所有的年龄段，男女也没有差异，而且多数睡惊的发作并不会使患者觉醒，因此无需在意。但有的严重者，尤其在成年人中较多，出现在同一天内且反复发作，如入睡后发作五六次，或者连续数天发作后惊醒。这种情况往往会使患者不敢入睡，导致睡眠剥夺等严重的睡眠障碍。此时务必至专科医生处就诊，一方面需药物治疗，另一方面也需医生帮助排除其他疾病，如癫痫、精神障碍、物质滥用、使用药物或其他睡眠障碍。

那么如何避免其发生呢？先要了解其诱发因素。该现象一般无家族遗传倾向。咖啡因、香烟等刺激物，睡眠之前紧张的工作或学习，影响情绪的生活事件及傍晚过度运动，都会诱发此现象。因此避免饮咖啡等刺激物，避免压力和睡前过度锻炼、工作学习等，对症状改善会有帮助。

如果你想了解自己是否出现过此现象，请对照以下问题，如有，则说明你可能发生过睡惊现象。

1. 你是否在入睡时出现身体肌肉突然的、短暂的快速收缩？

2. 这些肌肉收缩是否主要影响你的胳膊和腿？

3. 肌肉收缩的出现是否伴随有身体的感觉？

4. 你入睡时是否有突然跌落的感觉？

5. 你入睡时是否有既往感觉的闪现？

6. 你入睡时是否有视觉性的梦或幻觉？

了解了这些，我们就能更好地了解睡眠时的自己，也能更好地掌握自己的睡眠。其实睡眠一定是在自己控制中的，睡眠也绝不会伤害你。

梦中跌倒头巨响　不敢入眠怕伤害
避免压力少刺激　自然安睡到天明

（钟　慧）

《白雪公主》里的小矮人Dopey

——节律性运动障碍

经典的格林童话《白雪公主》中有这样一个情节：某天晚上，白雪公主和小矮人们在小木屋里唱歌、跳舞到深夜11点，小矮人们上床睡觉的时间比平时晚了许多。也许是有点累，最小的小矮人Dopey很快就进入了梦乡，这时他的身体开始出现重复的活动，头部前后摆动，还伴有轻轻的哼唱声，似乎仍沉浸在刚才的热烈气氛中。但他显然已经睡着了，因为Dopey身体很放松，而且面带微笑。有个小矮人碰了他一下，Dopey的这种有节律的活动和哼唱持续了9秒钟就停止了，他再次陷入了平静而甜蜜的睡眠。其他小矮人对Dopey的这种现象并不感到奇怪，因为这种现象已不止一次地出现，小矮人们已经司空见惯了，他们认为没有必要把Dopey叫醒核实一下到底发生了什么。而在小矮人诞生百年之后的今天，这种奇怪的现象也出现在许多孩子身上。可爱的宝宝小柯就是其中一个。

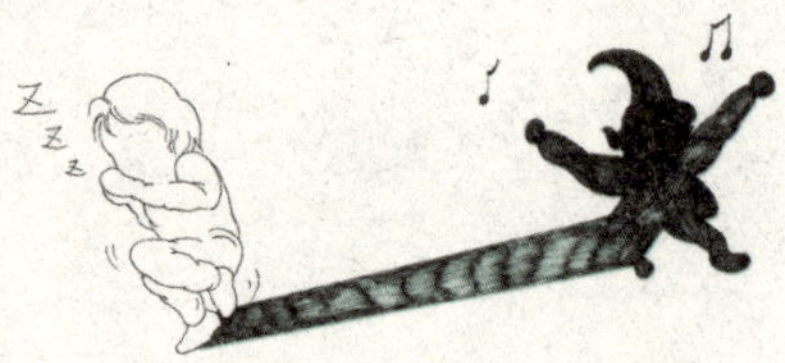

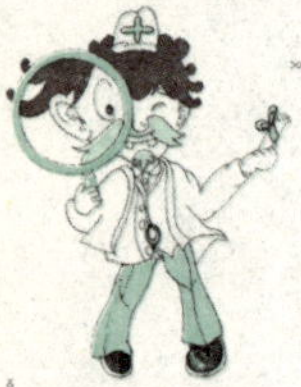

案例回放

自11个月大时，小柯睡眠后就会出现一种比较奇特的姿势，趴在床上，用小手和膝盖支撑身体，就像一只小狗，身体还反复出现有节奏的前后摇动。开始的时候，小柯的父母并没有太在意，以为是宝宝喜欢邻居的小狗，每天都去和小狗玩耍，晚上才会出现模仿小狗的姿势。他的父母还发现这种情况对小柯的睡眠并没有什么不好的影响，小柯和其他宝宝一样快乐地成长着，聪明又健康。一旦父母发现这种情况，把他抱起来，小柯就会安静下来，继续甜甜地入睡。可是后来邻居搬走了，小柯白天也不再和小狗玩了，晚上睡眠后他还是会反复出现这样的姿势，有时随着身体的前后摇动还发出哼哼的声音，像是在唱歌。小柯的奶奶也发现了孙子的这种情况，她是有着几十年经验的幼儿教师，感觉孙子睡眠时的这种行为太奇怪了，于是带着小柯到省级的一家综合医院咨询了儿科医生。儿科医生仔细询问了小柯妈妈怀孕时、小柯出生时以及生长发育的情况，还对小柯的身体进行了全面的检查，都没有异常发现。儿科医生也感到疑惑，请来了医院的睡眠专家，这才找到了答案。

那么，小矮人 Dopey 和小柯到底怎么了？1979 年，在 Freidin 发表的关于“夜间摇头”的研究中，为我们揭露了谜底。原来 Dopey 和小柯睡眠时反复出现的这种刻板性运动称为节律性运动障碍，又称为睡中撞头、夜间摇头、摇体症等。顾名思义，得病的孩子最常见的动作是撞头。他们可能表现为：仰面向上躺在床上时反复抬起头或整个身体，然后重重地把头击打在枕头或床垫上；或面朝枕头趴着，重复将头抬起撞击枕头；或端坐在床上，用后脑勺顶着床头板或墙壁，反复敲击头部；或左右来回晃动头部；或身体左右转来转去；或和小柯一样出现小狗样的姿势前后摆动。在出现这些动作的同时，还可能发出响亮的嗡嗡声或者吟唱声。正如小柯一样，我们注意到这种奇怪的现象常常发生在健康的婴儿和蹒跚学步的宝宝，发生率为 3% ~ 15%，一般到 2 ~ 3 岁就会逐渐缓解，极少数持续到 7 岁以上甚至成年。那些还在发病的较大的儿童或成人常常伴有一些其他的心理问题，比如孤独症、精神发育迟缓或者有冲动等明显的精神症状。Dopey 差不多就 7 岁大，但终归是童话里的人物，是不是存在我们所讲的心理问题无法证实，但

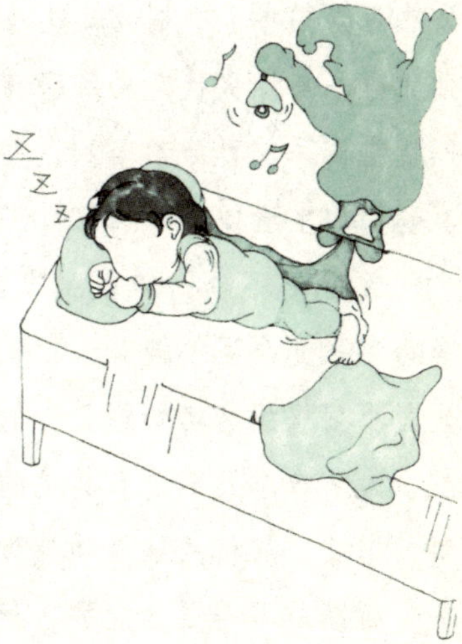

我们可以看到的是，Dopey 的确不太会说话，而且显得有些愚笨。另外，通过调查发现此病光顾男童的机会要比女童多 2 倍。

就像 Dopey 和小柯一样，这些节律性的运动多数出现在睡眠中，尤其是入睡前有睡意时和刚刚入睡时。当然，睡眠的其他时段也可以出现。极少的情况下，类似的运动也会出现在日常清醒的活动中，如听音乐或乘车旅行途中。当患儿受到干扰或提醒后这种运动就会终止，这就是为什么 Dopey 被其他小矮人碰了一下，小柯被妈妈抱了起来，他们便不再摆动，继续安静地入睡了。

为什么会出现这种异常运动，学者们已经研究了三十余年，仍然未找到明确的病因，不过我们还是发现了一些线索。比如我们已经知道前庭刺激的抚慰作用、环境压力、缺乏环境刺激、自恋、自溺、发育迟缓、孤独以及情绪不稳等是该病的危险因素。国外的睡眠专家们认为节律性运动障碍的病因可能是以下两种情况，一是社会心理障碍，这种异常运动可能是一种自溺行为；二是发怒，患儿可能是通过这种冲动行为引起人们的注意。另外，该病发病率有明显的性别差异，提示内分泌因素可能与其病理生理学机制有关。也有些这样的报道，同卵双胞胎同时患病，个别家族连续出现多个病例，让我们不能忽视遗传因素的可能作用。在医生报道的一些个案中，有的患儿有头部外伤和疱疹性脑炎病史，有的患儿发病前有发热史，推测发热可能损害了中枢的某些与运动相关的结构。此外，该病类似于其他睡眠中的运动障碍，与觉醒状态关系密切，对氯硝西泮有较好的反应，提示脑干和丘脑 - 皮质网状结构系统可能参与到这些异常运动的调节，但对其确切的生理和病理学机制还不清楚。

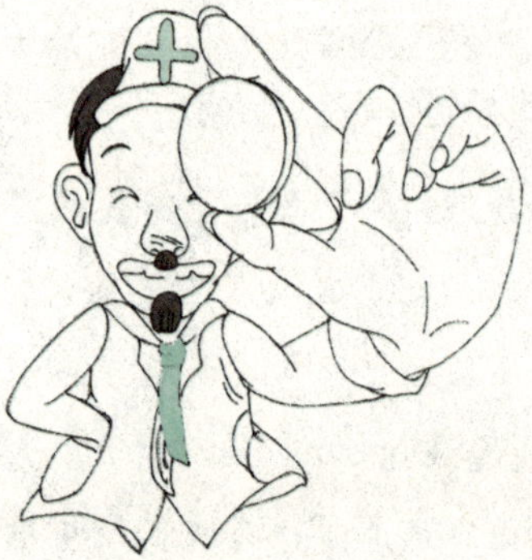

俗话说，知己知彼，方能百战百胜。尽管还没有将对手完全了解清楚，但我们同样可以战胜他。这也是小柯妈妈和奶奶最关心的事情。该病是个良性过程，大多数患儿都没有其他的健康问题。而且随着年龄的增长，症状的强度和持续时间会逐渐减轻直至消失，所以是不需要治疗的。但是对于较大儿童，可能会造成心理社会影响，使儿童感到非常痛苦，早期治疗有助于防止心理社会问题的发生，因此需要在医生的指导下采用药物或水床等方法治疗。我们还应注意的是，剧烈的节律性的身体运动，如击打床架、墙壁或地板，会产生很响的声音，可能干扰到其他家庭成员的睡眠；如果撞击的力量足够大，偶尔的情况下会发生外伤，如颅内出血、头皮裂伤、视网膜出血、慢性的颅骨刺激可形成骨痂。对于上述情况，除了药物治疗，还应采取行为干预治疗，可取得一定的疗效。

现在我们再回来关注一下可爱的小柯。从睡眠专家那里回来之后，妈妈和奶奶的疑虑解除了，她们只是更加细心地观察小柯的睡眠情况，防止发生意外，当然小柯对此毫不知情，依然健康快乐地成长着。果然在小柯3岁的时候，这种现象消失了。妈妈和奶奶心中的这块石头也终于落地了。

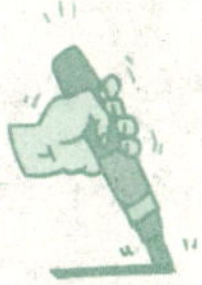

宝宝睡觉把头摇　仔仔细细将孩瞧
适当用药防意外　健康成长病自消

（米国琳）

梦中，我们可以成为演讲家吗？

——梦呓

2500 年前的古希腊哲学家赫拉克利特（辩证法的奠基人之一）曾说过：“日常的言行绝非梦境，但借助梦境我们能如愿以偿；清醒的现实只有一个，而梦中世界则境随心迁（We must not act and speak like sleepers, for in our sleep too we act and speak.The waking have one world in common, but the sleeping turn aside each into a world of his own）。”有一点可以肯定的是他告诉我们，人类在睡眠中可以“发生”很多事，既可以是动作（act），也可以是演说（speak）。

本文我们来说说梦中“演说”。最近就有报道，英国有个叫亚当的“梦话男”（Sleep Talking' Man），最爱在凌晨 5 点左右半梦半醒时咿咿哦哦说一堆梦话。他的妻子将其说话的内容录了下来，放到博客上，如“我在做枕头，慢慢烧，弄松软一点，嗯，枕头”，“薯片，薯片，救命的薯片”，“我竟然这么优秀，简直不敢相信”，“你妈又来了，快把我埋起来，埋深一点，别让她找到”，等等。亚当迅速蹿红网络，他的经典梦话成为网络流行语，甚至印有亚当梦话的 T 恤与手提包等也成了畅销商品。

这就是大家熟知的“说梦话”（sleep talking），医学称谓叫梦呓（somniloquy），属于一种睡眠发声（sleeping-utterance）。梦呓指人在入睡后的浅睡眠期会喃喃自语或讲一些无法理解的语无伦次的言语。持续时间一般较短，通常为短句，而且内容含糊不清、缺乏意义，语音语调平淡，没有情绪的起伏。清晨醒来后对夜间梦呓情况不能回忆。不过少数情况下，会有清楚的充满情绪化的句子出现，可被枕边人听到，内容多与其工作和所关心的事物有关。

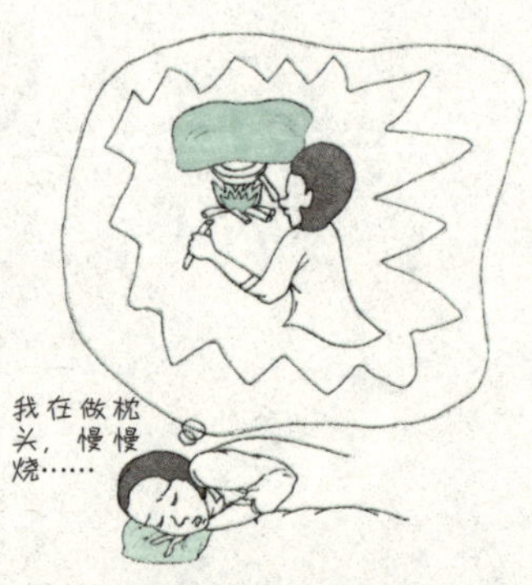

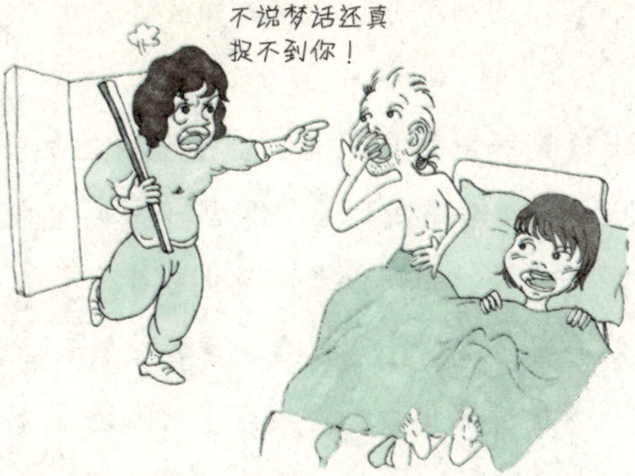

如果说梦话的声音和内容清晰，则可能暴露一些隐私内容，会给当事人带来意想不到的麻烦。如我们经常在网络、报刊上见到一些新闻，说某公司老总在梦中说“我老婆回来了，赶紧走”，这要是被老婆听到，结果可想而知。也有人通过有意与说梦话者进行交流，套取信息而图谋不轨。当然，还有人因为说梦话而名声大振。如我们在前面提到的“梦话男”。这样的机会，应当是千载难逢的了。

普通人中梦呓发生率很高，但确切的发生率难以估计，保守估计发生率为7% ~ 15%，不太严谨地估计发生率为31% ~ 75%。儿童发生率较高，3 ~ 7岁的儿童发生率约50%，而成人约为5%。

人类为什么会说梦话呢？还得从人类的睡眠周期说起。

当代睡眠医学将人的睡眠周期分为非快速眼动（NREM）睡眠和快速眼动（REM）睡眠，NREM期又可分为1、2、3共三期。虽然多数学者认为梦呓可发生在睡眠的任何阶段，但研究发现，梦呓多发生在NREM期睡眠，尤其是第2期，此时大脑尚未进入深睡期，部分肢体可以活动（如发音器官）。当然，梦呓也可发生在REM期睡眠。

有研究发现，发生在NREM第1期、2期更可能出现清晰、能懂的梦话（估计那位“梦话男”就在此时讲笑话），甚至可以对话，而发生在第3期的梦话则更可能是呻吟或支离破碎、含混不清的语言。但也有研究认为有正确句法结构和语音语调的梦话更多见于REM期睡眠。

通俗地讲，梦话可以这样理解：大脑是由很多神经细胞组成的，这些神经细胞有着不同的分工，有的负责运动，有的负责言语，有的负责感觉等。人在睡觉时，大脑开始休息，但是某些神经细胞可能没有休息，这就是人睡得不熟的时候。因为脑神经细胞还在活动，所以就会做梦，负责言语的那部分神经细胞如果还处于兴奋状态就会“命令”人说话，这就是梦话。

新近的研究认为，梦呓属于人类NREM期睡眠第3期的普遍生理特性之一。对成人，某些因素可以影响睡眠周期，使NREM期睡眠延长，继而出现梦呓或使梦呓增加。这些因素有物质滥用、发热、服药、精神障碍以及应激状态等。应激发生时，人的大脑里控制“生物钟”的下丘脑会释放促肾上腺皮质激素释放激素，而过多的促肾上腺皮质激素释放激素会破坏正常的睡眠周期，使人产生入睡困难，并使NREM期睡眠延长，故而梦呓增加。另外，应激发生时，机体皮质醇（一种重要激素，有人称之为“抗睡眠激素”）升高，使REM期睡眠缩短，NREM期睡眠延长，并刺激大脑增加NREM期睡眠的快波脑电活动。同时，这些激素可以减少对某些神经递质释放的抑制作用，这些神经递质产生躯体运动，故使发声器官（口、舌）的活动增加，继而出现梦话。

从心理学角度看，精神动力学理论认为，梦是个体潜意识的化身，是对清醒时被压抑到潜意识中的欲望的一种委婉表达。现实中无法解决的心理冲突或压抑的情感或者无法满足的愿望，通过心理防御机制被压抑在人的潜意识中。当个体进入睡眠状态时，意识层面的稽查作用处于松懈状态，潜意识中被压抑的冲突、欲望绕过抵抗，并以伪装的方式，乘机闯入意识而形成梦（包括梦话）。而梦话多反映一般性的现实性冲突，如工作压力大、紧张、焦虑等。

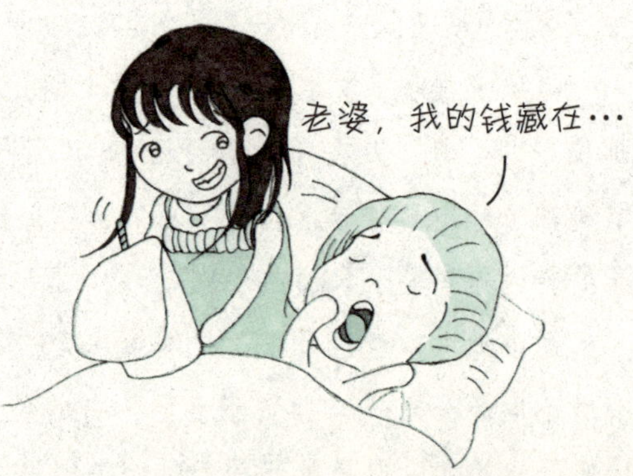

既然那么多人都有说梦话的经历，可能有人会奇怪：为什么说梦话者记不起梦话内容？原来，NREM睡眠第3期是睡眠最深的阶段，感觉阈达到最高，此时熟睡者很难被唤醒。个体从NREM睡眠失常中醒来时，会感到迷惑、思路混乱、没有判断力、无法口述精神活动，故而对自己的梦话

“一无所知”。

根据梦呓出现的频率以及是否对枕边人造成影响，把梦呓分为轻、中、重三度。轻度：每周或以上发生一次梦呓；中度：发生频率超过每周一次，但并非每晚发生，对枕边人影响轻微；重度：每晚都发生梦呓，且梦话声音干扰枕边人的睡眠。梦呓的病程通常是良性的、短暂的，很少变成慢性（超过一年），一旦变成慢性就要考虑是否有精神疾病或合并其他的睡眠障碍。梦呓无性别差异，偶尔有家族性。

有趣的是，虽然有大量的有关梦呓的研究，但几乎没有涉及有关梦呓治疗的内容。可见绝大多数说梦话者并不需要治疗，对此不必大惊小怪！但如果持续时间较长，则需要注意是否合并存在其他睡眠障碍，如夜惊、梦游症、觉醒障碍、阻塞性睡眠呼吸暂停综合征、REM 期睡眠行为障碍、精神障碍、夜间癫痫发作等。制订睡眠计划表、保证充足的睡眠、注意睡眠卫生等措施可以减轻梦呓的频率和严重程度，此外控制饮酒、进食，释放压力等也能减少梦呓的发生。

梦呓是一种非常奇特但又让人难以理解的现象。从古至今，人们就给它蒙上了一层神秘的面纱，赋以吉凶祸福、特殊意义或者有趣的解释。长期以来，普通大众、哲学家、文学家、内科医师、精神科医师、心理医师等都津津乐道，饶有兴趣地谈论、讲述和研究梦呓。对梦呓的研究也涉及众多领域，如睡眠心理学、睡眠心理生理学、认知和临床心理学、心理语言学、神经心理学等。就如同人类对自身的研究一样，人类对梦呓的研究也从未停止过。相信在不久的将来，我们可以揭开“梦话”的神秘面纱！

回到我们的题目，梦中真的可以成为演讲家吗？有可能哟！说不定你就可能以梦话发表演讲呢！到那时，你可就成了“超级梦话演讲男”。

睡眠说话叫梦话　儿童成年都常见
梦话频繁扰床伴　长期存在需警惕
梦话机制欠清楚　神经分工有差异
欲望压抑可解释　科学发展揭面纱

（杜向东）

关于腿抽筋要补钙的那些传闻

——夜间小腿痉挛

最近看了一部热播的韩剧，片名叫《传闻中的七公主》，之所以会看，起初是被片名中的“传闻”二字所吸引，女人么，总会或多或少有点儿好奇心的。看完之后才发现内容与“传闻”毫无关系，只是讲了性格不同的四位姐妹的爱情故事。难道是本人对“传闻”二字理解有误？于是，本着“学而时习之，不亦说乎”的精神，查阅字典，查证了该词语的字面意思是：非亲见亲闻，而出自他人的转述，亦指所传闻的事。看后不觉莞尔，文艺嘛，自然是要有娱乐大众的精神，加上“传闻”二字以引人眼球到没有什么不妥，可是，电视剧播出前的一段广告，从医学角度上讲，却是真正的“传闻”，如果不及时“拨乱反正”，其对大众的误导真有可能成为蝴蝶效应的初始源头。

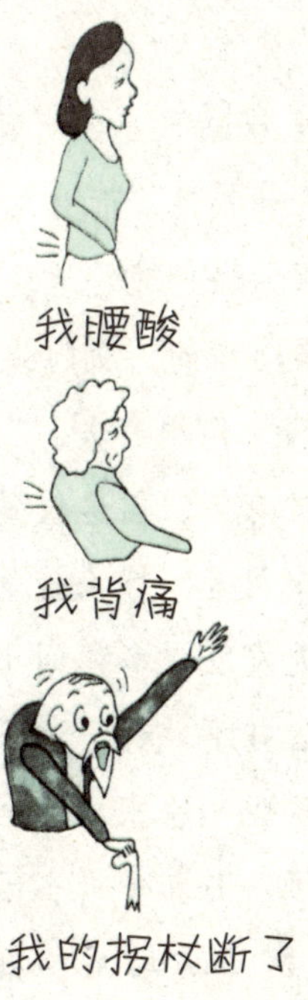

是什么广告呢？卖个关子，大家猜一猜：该广告出镜率非常高，广告中有一个老太太，说自己曾经浑身上下都是病，举手投足都会导致病发；但是吃了“某某钙”之后，就完全好了，年轻人做起来有难度的动作都轻松自如。里面还有一句经典台词：“腰酸背痛腿抽筋——得补钙”，于是致使现在许多人都认为腰酸背痛腿抽筋是缺钙引起的，不管是出生婴儿还是如花少年，更不用说龙钟老者，补钙几乎成了“健康”的同义词。

为什么这个广告会有如此大的效应呢？先看看它的覆盖人群——所有曾经有过腰酸背痛腿抽筋的人。可以说，腿抽筋是一般人最常有的体验。有研究报告指出，7% 的青少年在过去一年当中曾经有腿抽筋的现象，其中以16到18岁这个年龄层最容易发生。45岁以上的人每7人中就有一人曾经有过腿抽筋的体验。而65岁以上的老年人中，有多达一半的人有过腿抽筋的不适体验。尤其是女性比男性多，且多数腿抽筋发生于晚上。大家看到上述的数字，就不难理解地球人都要补钙的原因了。

那么，时常在晚上睡觉时发生的腿抽筋到底是怎么回事呢？其实，这也属于疾病的一种，医学术语称为“夜间小腿痉挛”（nocturnal leg cramp），专指睡眠期间出现的肌肉绷紧感或肌肉紧张性疼痛感，是肌肉突然不自主的强直收缩现象，抽筋持续时，疼痛可能是非常难受的，抽筋一般在几分钟之内自动消失，但是严重的时候能导致持续酸痛。一般而言，腿抽筋影响的是小腿部位的肌肉（体积大的肌肉称为腓肠肌）或者沿足底的肌肉。举个自认为还算贴切的例子，我们的腓肠肌好比是琴弦，我们一下一下适度、适量地拨动琴弦不会造成琴弦的断裂，反而会弹出美妙悦耳的音乐；但是如果在拨完第一下，还没等到琴弦完全恢复到原始位置就马上拨第二下、第三下、第四下……琴弦就会绷紧甚至断裂，弹出的音乐自然不会悦耳，甚至有不舒服的感觉。

好了，接着说下一个问题，卖钙片的人如此宣称补钙有这样那样的“神效”，称补钙能治好腿抽筋，而且总能找到一些“科学研究”来支持他们的说法，那么腿抽筋是不是因为缺钙呢？这还要从钙的生理功能说起。毫无疑问，钙对于人体的正常生理活动是必需的。肌肉收缩、血管扩张收缩、激素和酶的分泌，以及神经信号传导，都与钙的作用有关。因此，目前大多数学者认为夜间小腿痉挛发病机制上与钙代谢异常有关。但这仅是“假说”，尚未明确，悖论就是因为科学研究发现很多夜间小腿痉挛的患者并不缺钙。这到底是怎么回事呢？原来，夜间小腿痉挛还可能与其他很多因素有关，如剧烈运动后、妊

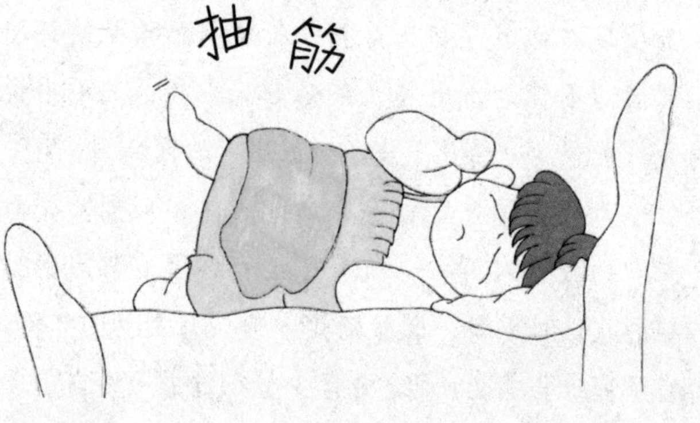

娠、使用避孕药、水电解质紊乱、内分泌代谢障碍（如糖尿病）、神经肌肉疾病和某些运动减少的疾病，如关节炎和帕金森病等。套用一句很流行的话总结一下就是“钙不是万能的，没有钙是万万不行的”。

说完钙与夜间小腿痉挛的关系，不可避免地要说一说睡眠与它的关系。先给大家讲个案例，那还是我在大学实习期间遇到的一个病人。

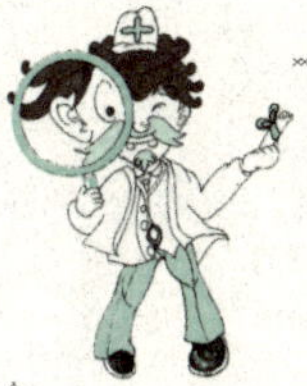

案例回放

病人是位60岁左右的阿姨，来的时候没精打采，其实用痛苦万状来形容她当时的状态也不过分，来了第一句话就是“大夫，给我开点强效的止痛剂吧！”其实，如果只是开点药我不会记得这么清楚，之所以印象深刻是因为她服用止痛药的原因居然是为了预防每晚腿抽筋时的疼痛。当时我最大的疑问就是腿抽筋会造成这么大的痛苦吗？会不会是其他的疾患呢？于是给这位阿姨进行了多导睡眠图检测，发现其患肢腓肠肌肌电图活动增加，呈非周期性暴发，这次发作大概持续了10分钟，发作时因为剧烈疼痛的关系使阿姨醒过来，从而使其睡眠中断。后来这样的发作又出现了2次，而且疼痛的症状非常明显，导致阿姨反复从睡眠中醒来，这就不难解释阿姨为何在白天时也会没精打采了。

根据病史及辅助检查，我们给阿姨下的诊断正是夜间小腿痉挛。当然，我们最后并没有给阿姨开任何的止痛药，只是给她开了一些镇静剂，同时告诉她正确的应对办法，如睡觉前在易抽筋的部位作伸展运动，睡觉时注意两小腿的保暖等。当然最重要的是叮嘱阿姨在小腿抽筋时，可把痉挛的小腿肌肉拉直、揉搓，并且将往下抽筋的脚板往上扳。

现在大家对腿抽筋有一定的认识了吧，虽然脚抽筋痛起来非常痛，可以痛得人半夜醒来，使一晚的美好睡眠破坏殆尽，但还是有好消息的，那就是任你再痛也不会有生命危险。要言归正传了，既然是拨乱反正，就要回到“传闻”的主题上来。记得孙枝蔚曾说过“传闻山有虎，僮仆怯前行。”让我们大家做关注“传闻”的人，拨开科学的坚果，成为揭开事实真相的“引路人”，捕捉到对生命真正有意义的“蝴蝶”。

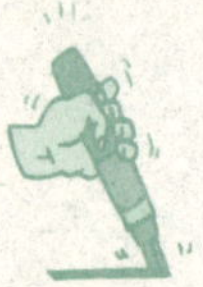

夜间痉挛是疾病　惊扰安眠中途醒
传闻缺钙是祸根　科学认识一身轻

（张云淑）

挥之不去的痛楚
——梦魇

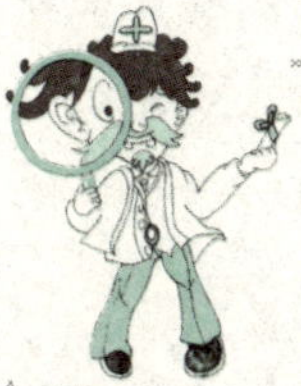

案例回放

三年多前的大地震至今依然让人痛楚，张某就是一位幸存者。从废墟中爬出后，他清楚地记得自己的父母、妻儿不幸遇难的经过，在废墟中挖了整整一天，只有血肉模糊的场面。但作为铁血好男儿，他没有过多的伤心，只有重建家园的决心。不久，在大家的帮助下，家园重建了。大家都以为张某已走出丧失亲人的悲痛，但最近几个月，张某经常从噩梦中惊起，大汗淋漓，心跳如鼓，梦中景象历历在目，栩栩如生：突然之间，天崩地摇，自己在拼命挣扎，周围全是血肉模糊的场面，突然间头、四肢也远离自己而去……令人沮丧的是，最近这种噩梦是越来越频繁，搞得小张白天也心神不宁，紧张不安。后来经医生诊断，他患上了创伤后应激障碍。而他同时存在一种特殊的表现，就是本篇我们要谈的内容——梦魇。

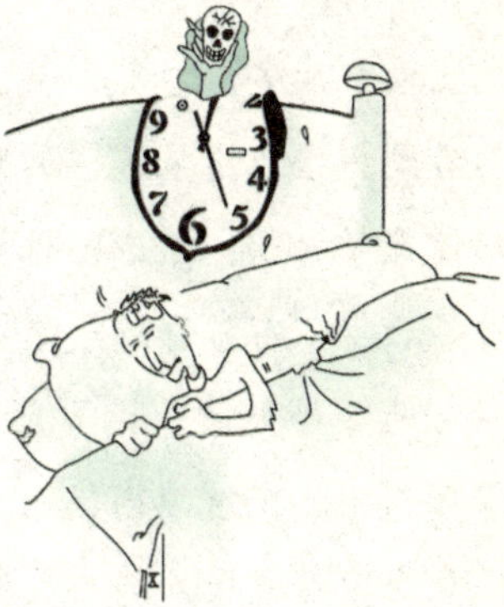

在博大精深的中国文化里，对梦魇也早有认识。《说文解字》中言："魇，梦惊也。"《字苑》解释为"眠内不祥也"。各种著作也有较多的相关记载，现实生活中人们常津津乐道地谈论梦魇，并赋予一些不祥的预兆。

梦魇真的那么可怕吗？并非如此！

梦魇（nightmare）又称梦中焦虑障碍（anxiety disorder in dream），指在睡眠中被噩梦突然惊醒，对梦境中的恐怖内容能清晰回忆，并心有余悸。常常因为在梦中仿佛看见或遇到可怕的事情而惊叫、呻吟。这种梦对人的刺激非常强烈，做梦者一觉醒过来后，能清楚地回忆起梦的内容，或为妖魔鬼怪玩弄，戏于股掌之上；或被穷凶极恶之人、饥肠辘辘之兽穷追不舍；或是亲朋好友陷入某种灾难的边缘……使人感到十分恐惧，并处于极度焦虑之中。

总的说来，梦魇具有如下特征：从夜间睡眠或午睡中惊醒，并能清晰和详细地回忆强烈、恐惧的梦境，这些梦境通常危及生存、安全或自尊；一般发生于睡眠的后半夜；一旦从恐怖的梦境中惊醒，做梦者能迅速恢复定向和完全苏醒；做梦者感到非常痛苦。

事实告诉我们，偶发性梦魇很常见，普遍认为，三四岁至七八岁的儿童大多数发生过梦魇。有些研究报道，在3～6岁的儿童中，梦魇发生率高达50%。在一项研究中，80%的受访者承认过去一年内至少有过一次梦魇出现，2%～6%的人每月均有梦魇。一项持续两周的研究发现，至少有一次梦魇的发生率在人群中高达47%。一般儿童期男女发生率相近，成人则女性多见。

读到这里，相信你会有一个疑问：为什么儿童就这么容易发生梦魇呢？

首先，请放心，儿童发生梦魇绝大多数并非提示病理性问题。一方面，学龄前（3～6岁）属于儿童正常心理发育阶段；另一方面，也是儿童想象力非常活跃的阶段。他们的大脑发育尚不成熟，对信息的加工很活跃，白天听到的恐怖故事、看过的恐怖影片、遇到的创伤性事件（如失去心爱的布娃娃等），睡眠时可通过大脑加工而发生梦魇。此时患儿常梦见对自己生命安全或对自尊造成威胁的恐怖事件，如看到鬼怪或遇见凶猛的野兽追赶、落入深渊、自觉全身不能转动等。梦中情景常常使儿童紧张、焦虑、恐惧，出现面色苍白，呼吸、心跳加快，出汗，全身肌肉松弛等表现。常常会被吓醒哭泣，家长的安慰能使其安静下来继续入睡。

儿童早期的梦魇可能反映其对现实的恐惧或问题的处理。精神分析大师弗洛伊德指出，俄狄浦斯期（3～5岁，心理发育的关键阶段之一）儿童的阉割恐惧是潜意识中导致噩梦的主要原因，此期儿童对“惩罚”的幻想常常幻想为对身体的伤害，特别是对生殖器的伤害（阉割恐惧）。儿童梦魇与初上学、搬家、父母离异、父母再婚等生活事件密切相关，而这些生活事件对儿童属于一种“惩罚”。成年人往往会忽视这些情绪事件可扰乱儿童睡眠的事实，如失去喜爱的玩具、听到父母争吵等。

如前所述，成人也可发生梦魇，只是相对较少。成人发生梦魇，更可能是因为存在重大应激、创伤、焦虑状态。

那么，梦魇究竟是如何发生的呢？从人类的睡眠周期看，梦魇仅发生在快速眼动（REM）睡眠期，多在夜里后1/3时段出现。此期醒转，个体可迅速恢复定向，清楚回忆梦境，故而会产生恐惧心理。

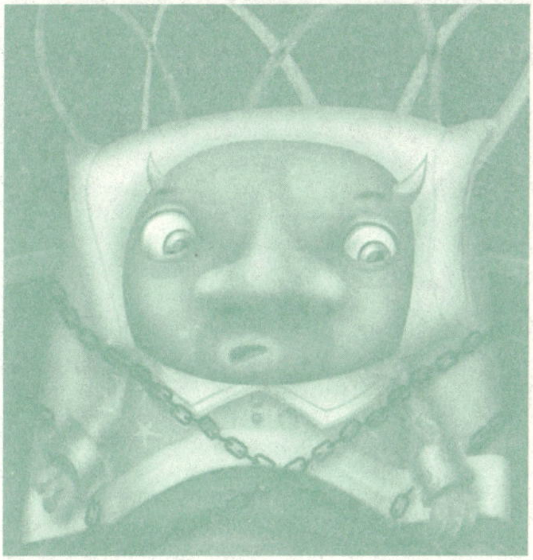

梦魇的发生也具有一定的遗传因素，约7%的梦魇儿童有家族史，比如他的父母、兄弟姐妹、祖父母等也有梦魇史。

大多数梦魇与人类应付生活事件有关，重要生活事件常常与起病有关，而心理因素主要对梦魇的持续存在起到“维持作用”。焦虑、抑郁、神经质已经被证实与梦魇有关，尤其是频繁的梦魇，与焦虑抑郁状态、急性应激、低幸福感等关系更密切。在经历重大创伤性事件后，如大手术、丧亲、遭遇暴力攻击或严重意外事故等，可能会出现梦魇。而且这些创伤后的梦魇可反复出现，就像开篇时提到的张某。此外，当一个人面临较大的压力时也可出现梦魇，如工作难以应付、失业、失恋、迁居移民、怀孕、欠债等。

很多药物也可引发梦魇现象，尤其是那些可以影响去甲肾上腺素、5-羟色胺、多巴胺、乙酰胆碱、γ氨基丁酸等神经递质的药物，以及麻醉剂、抗精神病药、抗癫痫药等。如左旋多巴（一种治疗帕金森病的药物）、利血平（抗高血压药）、β受体阻滞剂（如普萘洛尔、美托洛尔等）、抗抑郁剂、某些心脏病药物、抗生素（如环丙沙星）、抗阻胺药、胃溃疡药、某些减肥药等。严重酗酒也可明显引发梦魇。药物引发梦魇发生的确切机制不明，但至少提示梦和梦魇的发生存在复杂的神经化学机制。虽然这么多的药物可以引发梦魇，但不必过分担心，毕竟服药后引发梦魇的几率还是很低的，甚至低到多数人忽视了此种副作用。

还有一种理论认为，凡是容易发生暂时性脑部血供不足状态，如身体虚弱、过度的恐惧、服用会引起低血压的药物以及睡姿不正导致血流不畅等，易发生梦魇。虽然目前尚无实验性研究证实这种“大脑一过性缺血假说”，但却“迎合”了中国人对噩梦的普遍解释——身体某个部位被压。

心理学理论认为，梦是对清醒时被压抑到潜意识中的欲望的一种委婉表达。现实中无法解决的心理冲突或压抑的情感或者无法满足的愿望，通过心理防御机制被压抑在我们的潜意识中。当个体进入睡眠状态时，意识层面的稽查作用处于松懈状态，潜意识中被压抑的冲突、欲望绕过抵抗，并以伪装的方式，乘机闯入意识而形成梦。而梦魇多反映遭遇重大精神创伤，如遭遇抢劫、强暴等灾难性事件。因此，不管儿童还是成人，梦魇可能是未解决的心理冲突或创伤性事件的体现。

说了这么多，究竟人类为什么会出现梦魇？梦魇又是如何发生的？确切的原因仍未知。不过，疲劳、睡眠不足、睡眠缺乏规律、生活应激、焦虑、某些病理状态（如发热等）等均可增加梦魇发生的风险。

虽然梦魇并不可怕，但对于频繁发生的梦魇，我们要注意考虑以下几方面的鉴别：第一，要注意排除药物、疾病等因素的影响。尤其注意近期有无使用或正在使用某些药物、特殊生活事件、某些特殊类型的癫痫发作等。第二，就是噩梦，虽然有时很难区分，但一般认为噩梦通常不会被梦境惊醒，而梦魇患者会被梦境内容立即惊醒。第三，夜惊（night terrors）。前文已有介绍，二者虽表现形式相似，但发作时间不同，且常被惊醒。第四，注意除外其他类型的睡眠障碍。

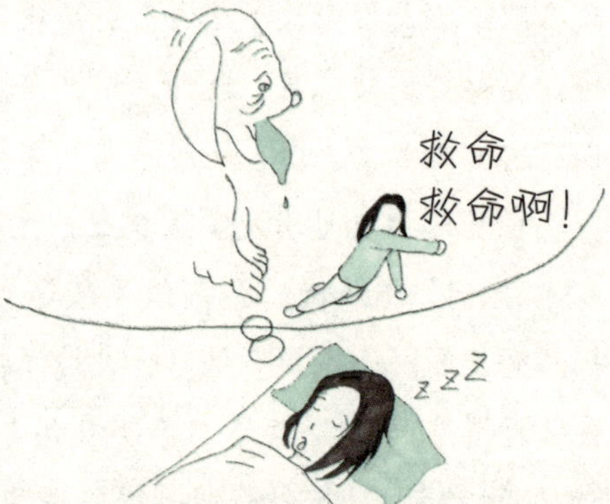

说了这么多，其实梦魇也不可怕。多数儿童不需要治疗，父母应当与孩子多讨论孩子的梦魇。当反复出现非常痛苦的梦魇时，我们需要有一些防范措施：注意改善睡眠的物理环境；注意心理调适，调整生活方式；心理治疗、危机干预；寻求专业帮助。

梦魇噩梦非不祥　少儿偶发多无恙
梦魇频发需注意　积极找因是关键
创伤药物可诱发　成人需要细甄别
梦魇实为纸老虎　对因调适可解忧

（杜向东）

正解"恶鬼上身"之元凶

——睡眠瘫痪症

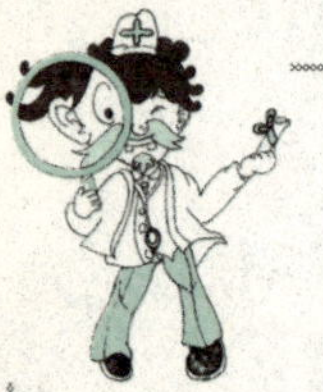

案例回放

有一位男士曹某，近年来公司越做越大，在亲朋的眼中也算是小有成就了。曹某外表看起来是风风光光，属于典型的成功人士。但自从去年金融危机以来，曹某时常在夜间入睡时突然感觉有一股莫名其妙的力量直逼全身，梦境怪异恐怖，想叫又叫不出来；想起身或张开眼睛，却无法动作；心中一直呐喊，却无法开口说话，发不出声音；全身肌肉瘫痪，耳边一阵阵嗡嗡作响，一阵阵的力量压在胸腔，自己无论如何使力，却使不上力，一直挣扎数分钟后，才能缓缓使力，直到惊醒，醒来发现满身大汗。曹某自认为是工作压力大、睡眠质量不佳引起的，故而主动推掉很多应酬，但之前的表现仍时有发生。一日，他独自到一处旅游胜地登山，以求释放压力，偶遇一占卦"高人"，被告知"恶鬼上身"。从那以后虽然曹某大费周折地"破财、请香、祈福"，无奈仍频繁被"恶鬼"光顾缠身，搞得身心疲惫，生意打理也力不从心。更让曹某恐惧的是，近几个月来，午休时也时有发生"恶鬼上身"。

其实，"鬼"话连篇的《聊斋志异》卷一第八篇里也有类似的"老头梦中奇遇"的记载：有一个老头，夏天在睡午觉时，朦胧中看见一个女子掀起门帘进来……撩着衣服爬上床压在老头肚子上，感觉女子有几千斤重。老头心里虽然明明白白的，但是想抬手，手像被绑上一样，想抬脚，脚却没有一点力气。情急之下想要叫救命，却又叫不出声……正这样相持着，忽然听见门外有夫人的声音，老头赶忙大叫有鬼，刚一张嘴，这个女子就飘飘忽忽地逃跑了。

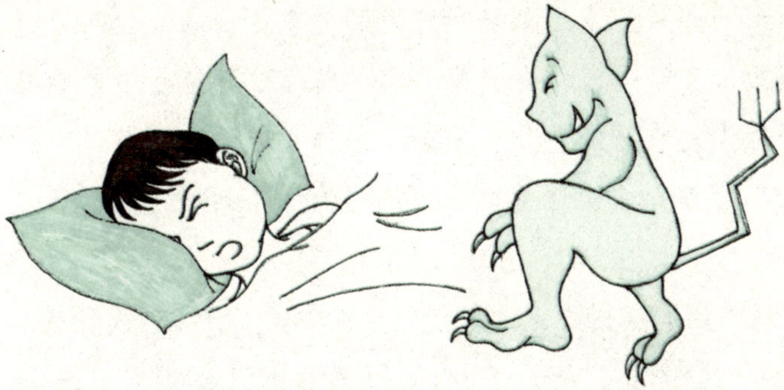

国外也有较多类似的记载。近邻日本，称为“Kanashibari”，认为是一种佛教大神的魔法。纽芬兰人描述为，个体产生被老巫婆压在胸部的视觉体验，伴有扼喉咙、窒息感，故称为“old hag”（老巫婆）。而在欧美则认为是被外星人或UFO绑架。可见，古今中外都存在类似的现象。不同之处在于，不同的国家因文化差异给予了不同的解释。

随着科学的进步，人类对睡眠的认识也初见端倪。现代睡眠医学研究发现，所谓“鬼压身”、“鬼压床”、“鬼缠身”等，事实上是罹患了睡眠障碍的疾病。“鬼压身”的现象在睡眠医学上称为睡眠瘫痪症（sleep paralysis）。

早在1826年，国外就有文献记载，称为“想象的视觉现象”，随后有人命名为“午日惊魂（daymare）”、“夜间中风”、“夜晚麻痹”、“睡眠冻僵”、“延迟性精神运动觉醒”等。1925年正式使用“睡眠瘫痪症”，当时描述为“短暂性的生理障碍”。渐渐的，人类又一次战胜无知，认识了一种新的疾病。睡眠瘫痪症发作时具有四个特点：不能说话，不能动弹；意识存在；通常自发缓解或被外界刺激终止；多发生于刚刚入睡或快清醒时（半睡半醒状态）。而前文所述的聊斋故事中，蒲松龄老先生早在三百多年前就准确地描述了这四个特点。

通俗地讲，睡眠瘫痪症通常发生在刚入睡或是将醒未醒时，患者觉得自己已醒过来，可以听见周围的声音，也可看到周围的景象，但全身肌肉张力降至最低，类似“瘫痪”状态，全身动弹不得，仿佛被罩上金钟罩般，也就是一般人所谓的“鬼压身”的现象。同时也发不出声音来，有时还会合并有幻觉，可以看到一些景象、听到一些声音或感到被一种无形的东西压着，也可以感到房间里有好多人存在。多数人在这个时候会觉得恐慌，所幸这种情形多半在几分钟内会自己慢慢地或突然地恢复肢体的动作。因为在发作当时的恐慌感觉，很多人在醒来之后会觉得害怕，而直觉地认为是被什么不明物体压制所造成，所以才会有“鬼压床”的说法。

曾经认为睡眠瘫痪症很少见，但近几年在中国、日本、美国等世界范围的研究发现，个体在其一生中至少经历一次睡眠瘫痪的比例达 40% ~ 50%，而在纽芬兰、加拿大甚至超过 60%。在美国，曾有上百万人报告自己遇见过外星人或被外星人绑架，多数被证实为睡眠瘫痪或睡前幻觉。

睡眠瘫痪症常常是发作性睡病的一种表现，与睡眠发作、猝倒、入睡前幻觉共称为“发作性睡病四联征”。睡眠瘫痪见于 15% ~ 34% 的发作性睡病患者。而不伴其他发作性睡病症状的睡眠瘫痪，称为孤立性睡眠瘫痪，发生率可达 40%。

为什么有些人会发生睡眠瘫痪呢？现代研究告诉我们，人的睡眠周期依次为入睡期、浅睡期、熟睡期、深睡期，最后进入“快速眼动期”（即 REM 睡眠，是人进入熟睡开始做梦的睡眠周期，是人类产生梦境的主要阶段，因此又称“做梦期”）。在人的大脑深部，有一个被称为脑干的特殊部位，是人类的基本生命中枢。在此处的脑桥背外侧网状结构有一个重要发现，即胆碱能神经支配 REM 睡眠的“开”，单胺能神经细胞支配 REM 睡眠的“关”。二者和谐统一，形成正常的非快速眼动－快速眼动（NREM-REM）睡眠周期，并维持人的觉醒程度（即醒、半醒、睡眠状态）。当这种“开”与“关”不协调统一时，人的意识警觉水平和肌肉张力水平呈分离状态，警觉水平已经恢复（清醒），而肌肉张力水平仍处于弛缓状态（瘫痪或麻痹）。

可以这样理解，由于提早出现快速眼动睡眠，导致快速眼动期的阶段协调不一致。此时，大脑从睡眠休息中复苏过来，但还没来得及和身体重新连结，使人发生半睡半醒状态，梦境与现实互相交错，导致身体与大脑发生不协调的情况。此时全身肌肉张力最低（近似于“瘫痪或麻痹”），所以会造成自己想要起来却起不来，想

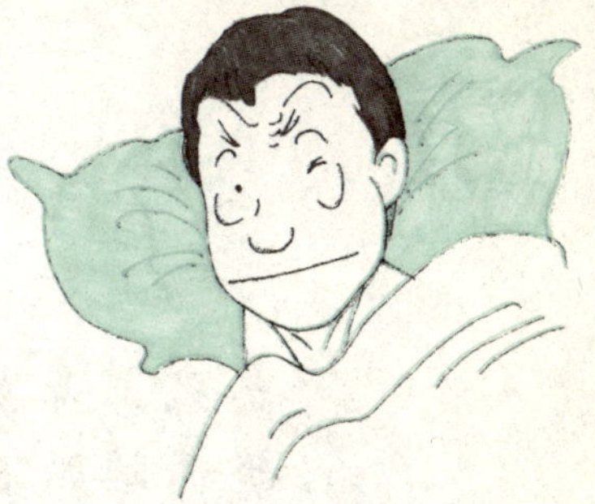

用力却使不出力的状况。简单地说，此时支配意识的神经中枢已部分觉醒，即人已经“醒”了，但是支配肌肉的神经中枢却还没能完全醒来，即大脑中负责身体运动的区域依然在“熟睡”。故而大脑与身体之间发生“脱节”，无法实现同步“工作”，无法做到心动即可行动。发生睡眠麻痹时，个体感觉完全清醒，可以睁眼，但是无法移动躯干、身体或四肢，有些还会有呼吸困难或幻觉。

为什么在快速眼动期容易出现睡眠瘫痪症？目前尚不完全清楚。可能与此时脑内某些特殊物质（如神经递质）的变化有关。尽管我们对睡眠瘫痪症的了解还不够多，但至少我们已经明白，所谓“鬼压身”并非“鬼”所为。况且，现代知识告诉我们，这世界上其实没有鬼，鬼只不过是人们杜撰出来吓人或吓己的一种虚无的东西罢了。

当一个人发生睡眠瘫痪时该怎么办呢？

首先，要打破恐惧心理的恶性循环，通过前面的介绍，至少你已经明白，自己并非被恶鬼缠上了。“鬼压身”的经历并非是你的“专利”。因为，如前所述，在普通人群中高达 40% ~ 50% 的人有过睡眠瘫痪的经历，而且绝大多数对身体健康也不会有什么不良影响。

其次，由于睡眠瘫痪多好发于睡眠不足、压力比较大、过度疲累、作息时间不规律（如三班倒）和焦虑的人群。因此，注意生活有规律和睡眠卫生（如按时入睡、按时起床、按时用餐、适量运动、避免熬夜、保持睡眠充足）、避免心理压力、避免仰卧等可以减轻甚至避免症状的发作。

最后，如果某人经常发生睡眠瘫痪，影响睡眠和生活质量，则需要注意有无其他合并症存在，并寻求医生的专业帮助。

恶鬼上身莫慌张　体脑分离是原因
规律睡眠是关键　反复发作请询医

（杜向东）

曹操梦中杀人可能性之分析

——快速眼动睡眠相关行为障碍

在中国人的印象中，曹操一直是“乱世之奸雄”的代表人物。在戏剧中，也是大白脸的奸臣形象。近来，河南安阳曹操高陵的发掘更使其成为焦点人物。关于曹操的多疑和奸诈，最使人印象深刻的是《三国演义》第七十二回中曹操梦中杀人事件：“操恐人暗中谋害己身，常吩咐左右：‘吾梦中好杀人；凡吾睡着，汝等切勿近前。’一日，昼寝帐中，落被于地，一近侍慌取覆盖。操跃起拔剑斩之，复上床睡；半晌方起，佯惊问：‘何人杀吾近侍？’众以实对。操痛哭，命厚葬之。人皆以为操果梦中杀人，唯修（杨修）知其意，临葬时指而叹曰：‘丞相非在梦中，君乃在梦中耳！’”虽然罗贯中借杨修之口，将此事定性为曹操的多疑和奸诈，但是睡梦中时刻警惕是否有人近前，杀人后再安然入睡确实也很有挑战性，一般人估计没几天就顶不住了。既然可操作性上有争议，我们不妨从技术性上讨论一下曹操梦中杀人是否可行。

人的睡眠大致可以分为两种类型：做梦的睡眠和不做梦的睡眠。睡眠学家在发现我们做梦的时候，眼睛会转个不停，所以做梦的睡眠在科学上的叫法是快速眼动睡眠，不做梦的睡眠相应地被叫做非快速眼动睡眠。梦中杀人应该发生在快速眼动睡眠期，但是科学研究发现，在快速眼动睡眠中，人的大部分肌肉张力降至最低，也就是说梦里的动作无论多激烈，也无法通过肢体表现在现实世界里。那么曹操梦中杀人完全就是不靠谱的事，他老人家做梦的时候根本就动不了，怎么还能完成杀人这么高技术性的活呢？看到这，肯定有读者会反对，你说做梦中肌肉张力会降到最低，那我们怎么呼吸呢？眼睛在做梦中不也是在转吗？这些问题在漫长的进化过程中已经被完美地解决了。做梦时，横膈肌保持了张力，用来维持呼吸；眼睛和耳朵相关的运动肌肉也保持了张力。眼睛和耳朵的运动有什么用呢？您仔细想想就知道了，人类在远古时期是生活在野外的，如果在做梦的时候，对外界所有的感知（主要是视觉和听觉）都消失了，将处于一个多么危险的境地。所以，梦中肌肉张力有选择地消失是一个完美的保护机制，使我们不会伤害到他人，更重要的是保护了自己，毕竟在梦中做危险动作时，首先可能弄伤的就是您自己。

从上面的分析来看，曹操梦中杀人完全不可行，“乱世之奸雄”的帽子算是摘不掉了。然而这只是对健康人的分析，偏偏有一些人在梦中肌张力维持了正常的水平，他们能将梦里的情境通过动作表现出来。这是一种疾病，医学上叫做快速眼动睡眠相关行为障碍，是真正的梦游症，而我们通常所说的儿童的“梦游症”其实并不是发生在梦境中，跟梦完全无关，准确的医学名称是睡行症。快速眼动睡眠相关行为障碍是怎么发生的呢？我们不妨先了解一下肌肉张力在做梦中是怎么消失的。它的控制中枢在脑干，脑干是控制基本生命活动的总司令部，动作片中常看到杀手往后脑一掌，人就不行了，那个地方差不多就是脑干。这样讲，您就应该了解到它的重要性了。人进入梦境后，脑干的脑桥就会兴奋延髓，延髓被兴奋后，就会释放一个抑制信号到脊髓的运动神经元，然后肌肉张力就基本消失了。如果脑桥出了问题，这套机制也就失效了，就会出现快速眼动睡眠相关行为障碍。这种病人的梦境往往由暴力和攻击性场景构成，会表现出责骂、拳击、踢腿和奔走等暴力性和攻击性行为，因此常伤害到自己或他人。在司法记录中，此种病人在梦中伤人和杀人还是出现过的。那么曹操会不会是一个快速眼动睡眠相关行为障碍的病人呢？这种病常见于老年人，而且男性多见，65 岁以上老人的发生率是 0.5% ~ 1%，男性大约是女性的 4 倍。目前，睡眠学家认为这种病大约 50% 是老年人的脑桥退化所致，

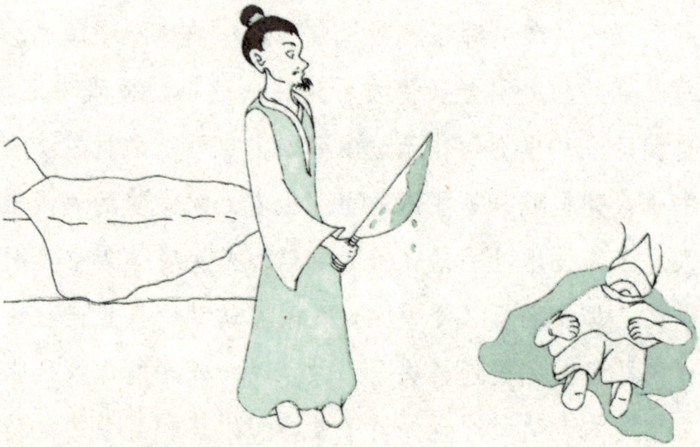

还有 50% 则是中枢神经系统病变伤及脑桥。老年人的中枢神经系统病变当然会多于年轻人，所以老年人常见就不难理解了，但是为什么男性多发，我们还不知道。曹操辞世不过 65 岁，梦中杀人时正值壮年，和老年还差得远，所以第一个 50% 可以排除。那第二个 50% 呢？也就是说曹操脑子会不会有毛病呢？我们不妨回到《三国演义》。曹操梦中杀人（第七十二回）后不久，就为造建始殿，亲自挥剑砍伐跃龙祠前的梨树，得罪了梨树之神，当晚做了个噩梦，惊醒之后便得了头痛顽症，遍求良医，均不见效。华佗认为曹操头痛是中风（卒中）引起，病根在脑中，不是服点汤药就能治好的，需要先饮“麻沸汤”，再用利斧砍开脑袋，取出“风涎”，才可能去掉病根。结果华佗为此丢了性命，曹操的头痛顽症也再没好过，最终与世长辞。看来，曹操脑袋里没准还真有什么毛病，只是他讳疾忌医，最终他自己和我们都没能搞明白到底是怎么回事。科学家发现，很多神经退化性疾病（帕金森病、多发性硬化和路易小体痴呆）的症状还没出现时，就先出现了快速眼动睡眠相关行为障碍。我们不妨大胆假设，曹操在患头痛顽症的前几年可能真的出现了快速眼动睡眠相关行为障碍。那么他在梦中杀人就非其本意，而是疾病的原因了。这个支持“乱世之奸雄”的例子还真可能是冤枉他了。

以上拉拉杂杂地说了一堆，我们其实还是没搞明白曹操梦中杀人到底是怎么回事，但是据此判断他多疑和奸诈的说法值得斟酌。没准他就是一个快速眼动睡眠相关行为障碍的病人。不过，这不是考古文章，是否属实大家也别当真。我们主要是想给大家介绍快速眼动睡眠相关行为障碍。如果您发现家人或其他人在夜间存在与梦境相关的异常运动时，一定要告诉他这是一种病，现代医学是可以治疗的。如果不进行治疗，有可能会给自己和家人带来严重的伤害。能达到这个目的，也就不辜负曹操死了千年以后，又被我们拿出来说事。

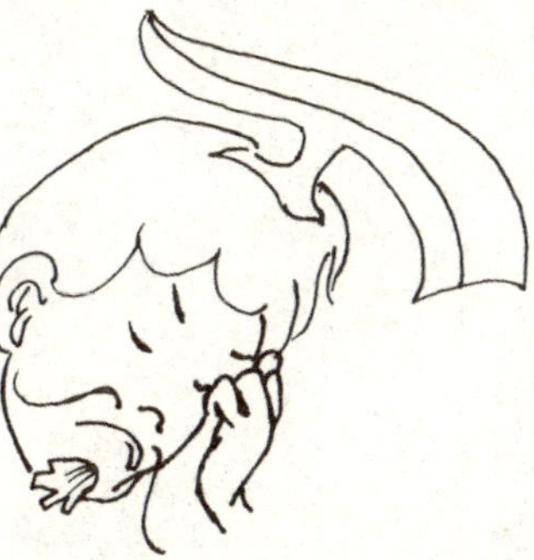

梦中肌肉全放松　曹操杀人行不通
奸雄之名需斟酌　睡眠疾病解悬疑

（张　斌）

达摩克利斯之剑

——致死性家族性失眠症

食物、水和睡眠是人类生存的必要条件。一些权威人士经常会给我们一些数字：不吃饭X天会死、不喝水X天会死、不睡眠X天会死。之所以用X，是因为具体天数记不得了，反正不睡死得最快。另外，这些数字多半是拍脑袋想出来的，当不得真，一个“猪坚强”就打破了不吃饭和不喝水的记录。人不睡觉的研究也不少，17岁的魏迪连续264小时不睡是迄今为止的最长纪录，接着14小时40分的睡眠就让他恢复了正常，直到今天还健康地活着。睡眠看来并没有想象得那么重要，但是生命之神总是以各种方式显示他的存在。这次，他创造了“致死性家族性失眠症”，顾名思义，就是不让人睡觉，活活困死，而且一代受难还不算完，要代代相传，这可能是人类所知的最为神秘和恐怖的恶疾，犹如随时会当头劈下的达摩克利斯之剑。面对它的结局只有一个——痛苦的死亡。所幸它肆虐的范围并不广，在医学记载中，只有二十多个家族遭受了它无休止的诅咒。

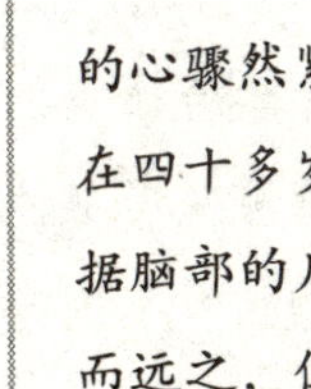

案例回放

傅先生的家族在当地拥有数个企业，是个人丁兴旺的大家族。43岁那年，他突然出现头晕、疲乏、注意力不能集中、脖子绷紧和视物不清，在镜子中发现瞳孔缩小得像针尖一样。这使全家人的心骤然紧缩起来，难道不幸的命运又将降临？原来傅先生的父亲和大哥先后在四十多岁出现过类似的症状，然后就彻夜不眠，并于几个月后死亡。医生根据脑部的尸检结果，推断他的父亲得了疯牛病。此后，傅家对所有牛制品都敬而远之，但是他的大哥还是出现了类似症状而死亡。牛更成了家中的禁忌，甚至牛玩偶和图画都不会在家中出现。如此的防范，难道傅家还会有人得疯牛病吗？他们希望得到医生的答案。此时，傅先生的病情也按着父兄的轨迹不断地发展。夜间，入睡对他来说变得越来越困难。即使入睡，也会有大量清晰和怪诞的梦境袭来，使他很快醒来。他在睡眠中不停喃喃自语，面部和手脚的肌肉不停抽动，做出古怪的表情和动作。白天，

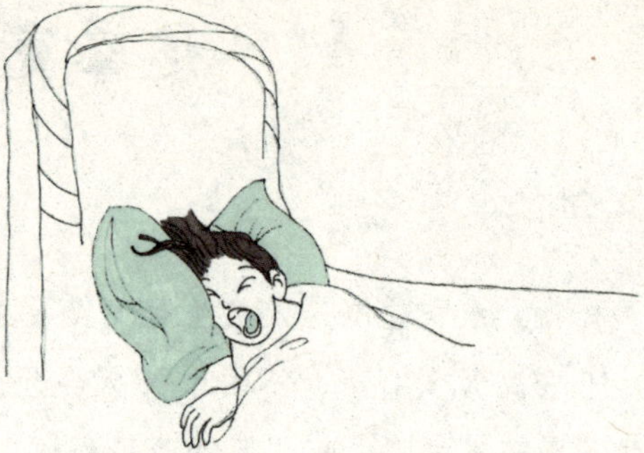

他很难长时间保持清醒，不断地陷入睡梦中，喃喃自语，又很快醒来，说自己睡着了，还做了梦。傅先生似乎全天都处于半睡半醒和时梦时醒的状态，完全看不出夜晚和白天的区别。随着睡眠变差，整体情况也急转直下：忘事、脑子迟钝；说话含糊不清；喝水经常呛到；走路踉踉跄跄，经常撞到墙上或摔倒；由于不举，无法完成房事；胃口很差，迅速消瘦。整个人就像一支逐渐燃尽的蜡烛。面对数家权威医院做出的疯牛病诊断，傅家并不死心，找到了睡眠专科的医生。根据迅速的衰竭和顽固的失眠，医生推断傅先生可能患了“致死性家族性失眠症”，并安排了睡眠监测、脑影像和基因检测，最终证实了这个举世罕见的疾病。然而，正确的诊断并不能挽救患者的生命，傅先生还是在6个月后去世了。这个诊断还带给傅家一把达摩克利斯之剑，随时会落在其他家族成员的头上。这真是医者的无奈！

这个恶疾其实来头颇大。1997年，美国加州大学旧金山分校的普鲁希纳教授因为发现了它的致病源（朊蛋白）而获得了诺贝尔医学奖。它给科学界带来了一种“全新的传染方式”，使科学界认识到除了病毒和细菌，没有生命的蛋白质也可以传染疾病。它主要侵害脑细胞，引起的8种疾病都是致死性的神经系统恶疾，其中4种会发生在人类，分别是：疯牛病、库鲁病、格斯特曼综合征、致死性家族性失眠

症。它们都是神秘和凶险的恶疾，其中最大名鼎鼎的当然是疯牛病。20世纪疯牛病肆虐之时，人类谈牛色变。由于病源相近，它们的表现有相似之处，所以傅先生的父兄被诊断为疯牛病并不奇怪，只是疯牛病没有这么突出和顽固的失眠而已。

致死性家族性失眠症致人迅速死亡的原因还不十分清楚，朊蛋白是名副其实的蛋白质杀手，它会侵入神经细胞，在其中不断复制，并且杀死正常的蛋白质，使人的神经细胞变得像一个中空的核桃，逐渐失去功能和死亡。这是主要的死因，但是急剧减少的睡眠和过度的消耗也必然加速了死亡的过程。睡眠研究显示致死性家族性失眠症患者有大量和短暂的梦境，他们生活在一种类梦境状态，而心跳、呼吸和其他生理消耗在做梦时都会急剧增加。致死性家族性失眠症损伤了脑部，所以患者可以把自己大量的梦境通过动作和叫喊表现出来。读者看到这里，一定会想起《曹操梦中杀人可能性之分析》中的快速眼动睡眠时相行为障碍。没错，就是存在了这个症状，加剧了消耗。脑部受损还会使患者的呼吸中枢时常停止工作，而氧气正是机体的重要滋养成分。这些消耗无疑加速了生命之烛的燃尽。

在人类历史长河中，很多致命的遗传性疾病会自行消失，因为它们往往出现在早年，患者在生育前就已经辞世了，不会代代相传。然而，致死性家族性失眠症会不动声色地潜伏，直至患者四十多岁才露出它的魔爪。此时，它们也完成了在患者下一代中播种的任务，这是真正的可怕之处。已知的患病家族中，多数成员哪怕知道自己的孩子到了中年可能死于可怕的疾病，仍然决定要生孩子，以保持家族的延续。

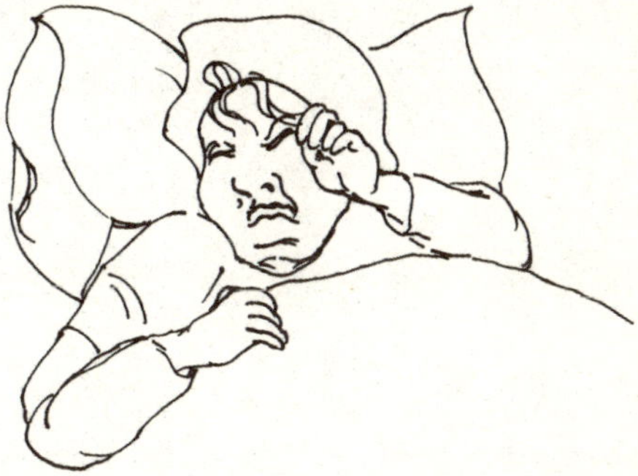

我们对这个恶疾是否束手无策而听任它的肆虐？既然我们了解了它的来源，战胜它应该是迟早的事，有医学家甚至宣称5年内必胜。我们来看看以下一些天才的构想。首先，它的致病源是朊蛋白，它是4个螺旋组成的三维空间。如果我们制造一种药物刚好塞入由这4个螺旋所构成的“空洞”中，从而稳定朊蛋白结构，使其不会转变成有害的形式，就可以攻克这一恶疾了。其次，遗传学家提出可以通过有选择的基因射击，使人类丧失朊蛋白基因，这样我们的体内就不会再出现朊蛋白，也就根治了包括致死性家族性失眠症在内的所有朊蛋白疾病。然而正常的朊蛋白还有很多有益的作用，是福是祸是一个很大的疑问，但是我们坚信斩断这柄达摩克利斯之剑就在不远的将来，一定可以将这些患病家族从无休止的苦难中拯救出来。

我们本意是以轻松和有趣的笔触向大家介绍各种睡眠问题，但是本文实在无法轻松起来，特别是当你曾经诊治过这个疾病，又束手无策时。我想引用本病发现人之一，美国国家朊蛋白监测中心主任甘贝帝教授的话为结语，“以前我认为阿尔茨海默病（老年痴呆症）是我们能够罹患的最糟糕病症，但是致死性家族性失眠症不但要你看着心爱的人在你面前瓦解，同时患者还知道发生了什么事，那可更让人难过。对我而言，这种病是如此稀罕，让人感觉更糟。我认为就算死于车祸，也不比患上这种病那么残酷。”

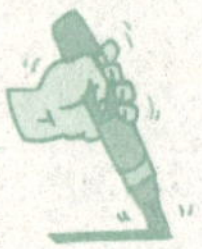

恶疾家中代代传　失眠亦可致人命
真凶原是朊蛋白　不知何日能除凶

（张　斌）

恼人的夜间闹钟

——睡眠性头痛

在人的一生中，大约有1/3的时间是在睡眠中度过的。充足的睡眠是保证机体各种生理功能正常与稳定的前提。每晚能睡上一个香香觉，便成为辛苦一天的人们最好的犒赏了。然而天下之事总是不能尽善尽美，有时甚至还事与愿违。头痛的感觉相信大家都体验过，没人会愿意让它降临到自己头上，更谈不上让它时常光顾了。这点相信曹操会更有体会。但偏有这样一种头痛，它不仅每天会像闹钟一样准时而至，而且还总发生在人们最钟爱的睡眠中，既让人承受切肤之痛，又破坏掉正享受的美梦酣眠。它虽不如“致死性家族性失眠症”这把达摩克利斯之剑那么可怕，但也足以令人苦恼与纠结的了。

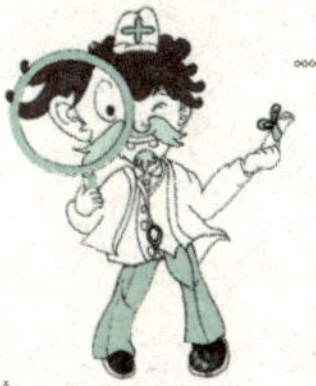

案例回放

58岁的赵阿姨退休后的几年里一直被一件事情困扰着。每当夜幕降临，赵阿姨总是会惴惴不安、心情烦躁，原本开朗爱笑的她脸上也渐渐失去了笑容。到底发生了什么事情让赵阿姨如此惧怕夜晚的来临呢？原来赵阿姨患上了奇怪的头痛，之所以称之为“奇怪”，是因为一到晚上睡觉就会发生头痛，而且几乎都是发生在凌晨1点左右。每次半夜惊醒都是因为突发的头痛，发作时头会持续地胀痛，偶尔还会一跳一跳地疼，仿佛有人在拨弄自己的脑神经一样。这种感觉一般要持续上30分钟到1个小时才能有所缓解，入睡后还会再次发生。最多的一次赵阿姨掰着手指数了数竟然发生了5次，有时甚至连白天中午打盹的时候也不例外。发生的次数多了，赵阿姨倒是也发现了一个规律，每次头疼时要是起床坐坐或是站一站便会减

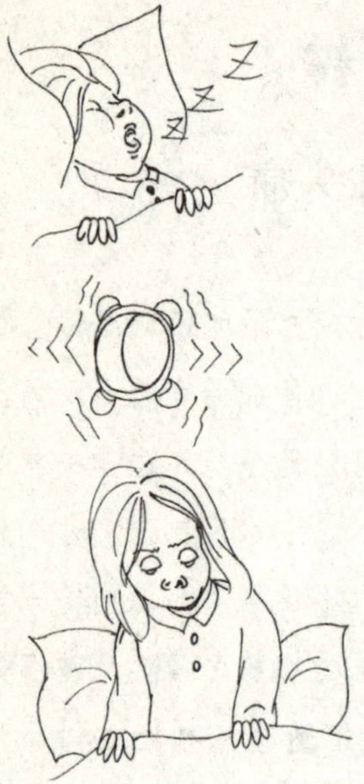

轻许多，就这样每天夜里赵阿姨都要起来站上几次。所幸的是，每次头痛缓解后倒是没有其他的不舒服，所以还能再次入睡。赵阿姨平时血压不高，身体也很健康，就是这个头痛的问题把她折腾得身心疲惫。为此赵阿姨多次去医院的头痛门诊求治，做过很多检查都没发现问题。这期间更是吃过很多止痛药物，但都收效甚微，一到晚间入睡后，这种头痛照旧还会如影随形降临到她头上。赵阿姨已经很久没睡过一个安稳觉了，总担心晚间的睡眠会因如期而至的头痛而破坏，因此白天经常无精打采、精神倦怠，整个人憔悴了不少。

像赵阿姨遭受的这种像闹钟一样准时发作的夜间头痛名叫睡眠性头痛，顾名思义，它是与睡眠联系在一起的头痛发作。它最早于 1988 年被 Raskin 报道，是一种少见的头痛综合征。1998 年美国梅约医学中心头痛门诊所调查的该病患病率为 0.07%，2003 年 Evers 等报道睡眠性头痛占门诊头痛患者的 0.1%。迄今为止国外总共才报道了 119 例，国内对此病的报道更是凤毛麟角。睡眠性头痛常发生在 50 岁以上的人群，发生时间多在夜间睡眠中或睡醒后，而醒后一段时间头痛可自行缓解，有时白天睡眠时也可出现。首次头痛发作多在入睡后 2 ~ 4 小时，每次发作时间可持续 15 分钟至 3 小时，疼痛呈弥漫性或局限于头部某个部位，发作的频率可以从每周 1 次至每晚 6 次不等。这种头痛发作十分有规律，犹如闹钟一样，每次发作时间几乎固定不变。几乎所有的患者在头痛发作时都会感到躁动不安，部分患者在仰卧位时头痛会加重，站立后会明显减轻。尽管这种恼人的头痛可使人无法安眠，但家族里若有人罹患此病，它一般就不会再侵袭其他家族成员。从这一点上看

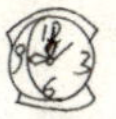

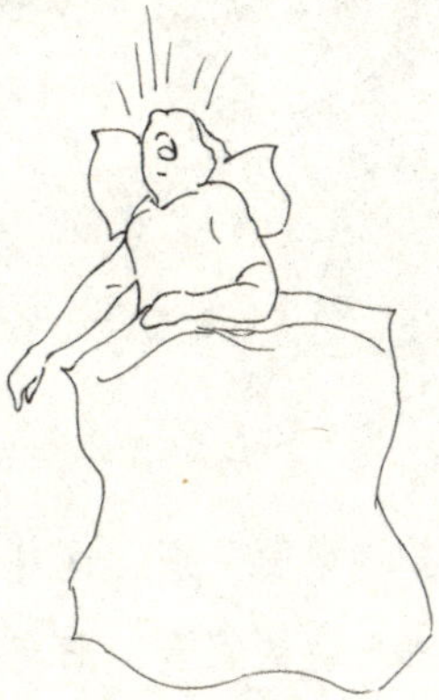

要比“致死性家族性失眠症”幸运得多，因为迄今为止尚未发现有阳性家族史的病例。

这种睡眠性头痛的发病原因到底是什么呢？很遗憾，到目前为止还不是很清楚。但科学家也发现了某些端倪。在20世纪80年代后期，睡眠学家通过多导睡眠图描记发现这种睡眠性头痛与前面讲过的快速眼动睡眠，也就是人做梦的睡眠有关。有些人表现为每个快速眼动睡眠期都发生头痛，前面讲过正常人每晚要经历4～5个快速眼动睡眠期，也就是说每晚要发生4～5次头痛，即大约每2个小时发作一次。但后来也有研究发现在非快速眼动睡眠期，即不做梦的睡眠期也有头痛发生。因此，这种假说还存在争议。研究人员还发现这种头痛发作与神经内分泌改变有一定的关系，体内褪黑素水平的变化也能导致睡眠性头痛。褪黑素具有强化γ-氨基丁酸（体内一种能抑制疼痛传导的神经递质）的作用。人到夜晚，体内的褪黑素水平会降低，从而对γ-氨基丁酸的兴奋作用会减弱，因而某些敏感的人就会出现夜间发作性偏头痛。但是，目前还没有关于睡眠性头痛患者褪黑素分泌变化的数据，所以上述推测还有待于进一步证实。睡眠性头痛在每晚固定时间发作，十分有规律，那它是否与人的生物钟紊乱有关呢？研究人员发现一些影响睡眠周期节律的药物，如锂盐、氟桂利嗪、褪黑素等对睡眠性头痛的治疗有效；另外，老年人随着年龄的增长，生物钟功能也会逐渐下降，而该病正好多见于老年人，均提示睡眠性头痛可能与生物钟紊乱有关。睡眠性头痛常发生在快速眼动睡眠期，而在快速眼动睡眠期可以出现间断性的颅内压力升高，大家知道颅内压升高一般多会伴有疼痛，这也能解释某些睡眠性头痛的患者为什么在平卧时加重，而在直立位时减轻，就像上面讲的赵阿姨那样。因此，睡眠性头痛的发病机制也不除外颅内压升高的可能。也有研究者认为，睡眠性头痛与《曹操梦中杀人可能性之分析》中的快速眼动睡眠相行为障碍有相似的发病机制。但不管怎样，睡眠学家认为睡眠性头痛不仅仅是一种睡眠时发生的头痛，也是一种特殊的睡眠障碍。

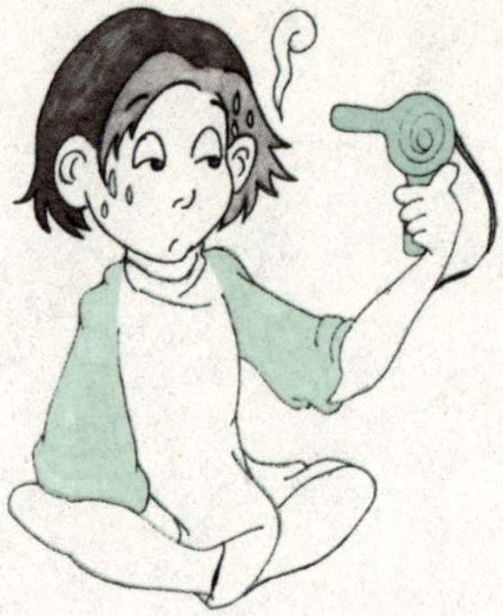

睡眠性头痛有这么多可能的发病机制，那它有没有好的治疗办法呢？赵阿姨能不能摆脱这像闹钟一样准时的夜间头痛呢？国内外多数研究都认为锂盐是此病最主要、最有效的预防性药物，但由于该药副作用相对较多，常有患者不能耐受该药。对于失眠的患者，我们的常识都知道睡前不宜喝咖啡等兴奋性的饮料。有趣的是，我们发现睡眠性头痛的患者却是一个例外，临睡前喝杯咖啡，对某些患者不仅不影响其正常的夜间睡眠，而且还能有效地缓解头痛，这对于不愿服药的患者可能是一个福音。说到这里，如果您自己或者身边的家人、朋友正在身受这个夜间闹钟困扰折磨的话，相信您求助的地方就不只是头痛门诊了，专业的睡眠门诊也必然成为您不二的选择了。

睡眠头痛虽罕见　痛苦烦恼却不少
求医门径若正确　美梦酣眠绕枕边

（陈　林）

上穷碧落下黄泉

——多梦症

做梦是人类睡眠过程中普遍存在的生理现象，然而每个人对做梦的感受却是大相径庭。有的人声称自己整晚都在做梦，而且梦境还接踵而至，什么奇怪的梦境都有，可谓是“上穷碧落下黄泉”；而有的人则声称自己很少做梦，甚至从来就没做过梦。

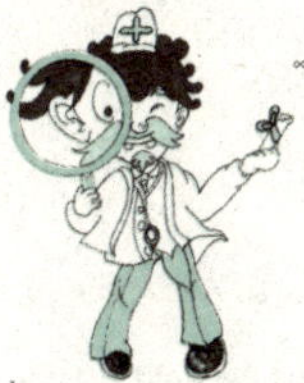

案例回放

16岁的萌萌是一位刚迈入高中校门的高一学生，最近同学们都对她羡慕得不得了，这是怎么回事呢？原来萌萌从小就特爱做梦，更有意思的是她做梦的内容还经常连续不断，好像电视连续剧一样，上集接着中集，中集接着下集，甚至下集还连着续集。每次萌萌做了有趣的梦，第二天就讲给同学们听，从小学到现在萌萌已有不少的同学“萌（梦）丝”了。这不，萌萌又在绘声绘色地讲她昨晚做的梦了：她梦见自己在一个琳琅满目的商场里购物，看中了条纱裙，穿上裙子在试衣镜前转了一圈又一圈，仿佛蝴蝶般翩翩起舞，喜爱的程度无

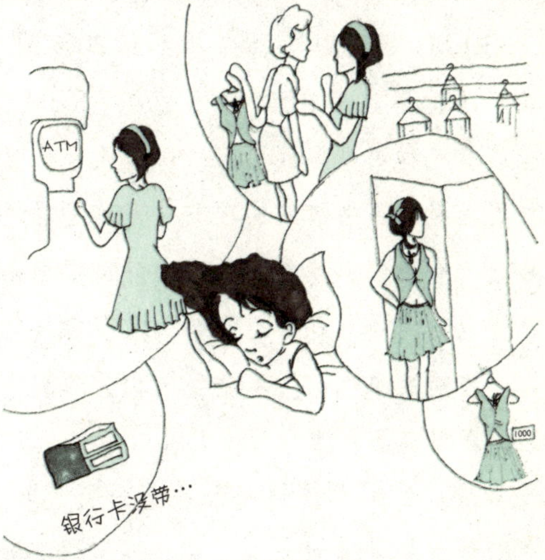

以言表，简直就像为自己量身定做般合身，萌萌遂毫不犹豫地让售货员小姐开了票，可是到了收银台交款时才发现自己口袋里的钱不够，焦急中忽然想起楼下就有提款机，于是她一路小跑来到了一楼提款机前，等到掏出钱包竟然又发现银行卡没带，懊恼中狠狠拍了一下自己的大腿，呀！这时才发现原来自己是在做梦！“真可惜，多漂亮的裙子啊，要是刚才的梦是真的该有多好啊！”醒来后的萌萌喃喃自语道。去了趟卫生间回到床上，萌萌又迅速进入了梦乡，有趣的是刚才梦中上演的剧情竟然继续接演了下去，最终萌萌还是把心爱的裙子买了下来，甚至还穿到了学校舞会上，引来了大家的注目与羡慕……怀着满腹喜悦的萌萌早上一觉醒来才发觉原来是个梦，心中不免有些失落。听萌萌讲完，同学们也不禁为之扼腕叹息。

像上面萌萌表现的这种睡眠做梦的状况最早在1995年被Dr. Schenck称为多梦症（epic dreaming）。睡眠学家曾经对一般人群做过睡眠唤醒实验，发现如果将受试者从快速眼动（REM）睡眠中唤醒，约80%的人叙述正在做梦，而从非快速眼动（NREM）睡眠中唤醒，却不到20%的人叙述在做梦。而像萌萌这种天生多梦的人，不论将其从REM睡眠还是NREM睡眠中唤醒，都会叙述自己在做梦。多梦症还有一种更常见的情况，这类人他们睡眠的连续性通常会比较差，睡眠过程因某种原因呈现断断续续的现象，尤其是在快速眼动期中若断断续续（即梦梦醒醒），最易让人有多梦的感觉。睡眠学家又根据多梦症做梦内容的不同将其分为两类：一类就像萌萌的表现那样，做梦的内容像连续剧一样，称为故事性多梦症；第二类梦的内容没有故事性，内容凌乱，称为非故事性多梦症。也许是女性天生多愁善感的原因，多梦症更多眷顾于女性。

多梦症的人做梦的次数是比一般人增多了吗？科学家发现，梦特别容易被遗忘，即使保守一点估计，正常人大约有95%的梦不能被回忆。研究人员对主诉整夜做梦或梦多的人，应用多导睡眠图进行检查，结果显示他们的睡眠周期和正常人并没有什么差别，他们伴有做梦的 REM 睡眠期所占的比例和实际时间也并没有明显缩短或延长，“多梦”的体验与各项睡眠参数并没有直接联系。可见多梦症的人并不是做梦次数增多了，而是对梦的记忆次数增加了，他们通常都是梦的强记忆者。

多梦症对我们的健康有害吗？需不需要治疗呢？科学家已通过研究发现多梦症对于健康并没有损害，而且也不影响人的日常生活及工作。多梦症一般不需要治疗，即使治疗，一般常用的药物、行为或心理治疗也均难有成效。多梦症的人所做的梦通常都不会是恐怖吓人的梦，若整夜都是噩梦连连的话，那萌萌自己肯定会苦恼不已，也必定不会成为同学们羡慕的对象了。因此多梦症的人最需要做的是，完全放松自己的心情，好好享受他们那些多姿多彩的梦境，就像萌萌那样。

世上既然有多梦的人，就必然有少梦甚至是无梦的人。萌萌的同学小姜就是一位声称从没做过梦的人，所以每次萌萌在讲她的梦境时都令小姜憧憬向往不已，真想自己也体验一回做梦的感觉。无梦睡眠真的可能吗？小姜真的没有做过梦吗？在回答这个问题之前，我们首先要了解一下正常的睡眠过程。科学家发现人的睡眠过程是呈周期性变化的：从清醒先进入浅睡眠，然后进入到深睡眠，再从深睡眠逐渐过渡到浅睡眠，最后再过渡到做梦的睡眠，即 REM 睡眠中。这个过程叫睡眠周期，成年人一晚上要经历 4 ～ 5 个这样的睡眠周期。REM 睡眠一般持续 10 ～ 30 分钟，在此期间人不会只做一个梦，每个梦也不会持续很长时间。所以我们每个人每晚至少会做 4 ～ 5 次梦。而且越接近凌晨，做梦的时间会越长。科学家已经证实每个人都是入睡后第一个 REM 睡眠持续的时间最短，而清晨醒来前最后一个 REM 睡眠持续的时间最长，也就是说每晚的最后一个梦最长，也最精彩。研究人员还发现不做梦的人和做梦的人具有相同的睡眠阶段次序，其睡眠脑电波 / 眼电波图也几乎没有什么不同，在整个晚上，其 REM 睡眠都约以 90 分钟间隔重复出现。

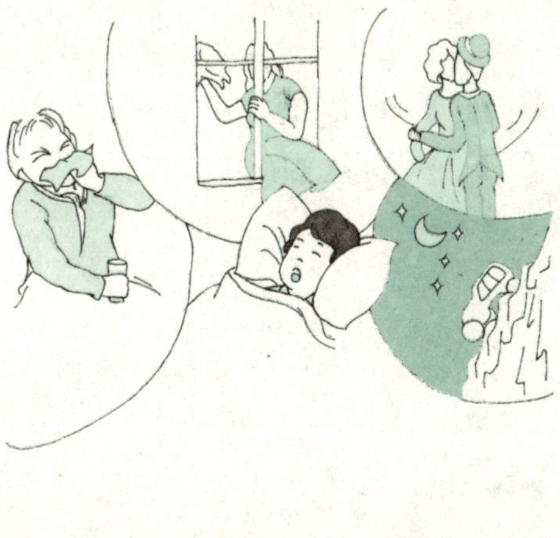

既然这样，为什么小姜还说自己根本就不做梦呢？原来，科学家发现那些不做梦的人的 REM 睡眠持续时间要短于做梦的人；而且他们比做梦的人更加会因时过境迁而将梦遗忘，如果在 REM 睡眠期结束后醒来，他们能回忆起来的梦就更少了；此外，科学家还注意到，自称不做梦的人，在 REM 睡眠期被唤醒后，往往说自己刚才是醒着的，而且头脑还在思考问题，但在研究他们思考的内容时常常发现它们都是很奇异的，通常包括一些视觉性强的复杂表象，而这很难和梦境内容区分开，可见他们和做梦者一样有做梦的经历，只是他们不称之为“梦”，而是称之为“思考”。睡眠学家在 19 世纪末就发现，不能做梦是前脑损伤的典型病症。研究者曾经做过一些阻断人做梦的试验，即当睡眠者一出现做梦的脑电波时，就立刻被唤醒，不让其梦境继续，如此反复进行，结果发现对梦的剥夺会导致人体一系列生理异常，如血压、脉搏、体温均有增高的趋势，同时还会引起一系列精神问题，如出现焦虑不安、紧张、易怒、多疑、幻觉、记忆障碍等。可见如果真的是无梦睡眠的话，反而可能需要引起我们的警惕了。

睡眠因梦而完整、因梦而美丽！就像一首歌唱到的：“失去了梦，就失去了心灵”，从另一个角度可以看出梦对我们的重要性。梦就像是夜晚对你的额外恩赐，尽情享受它送给你的礼物吧！

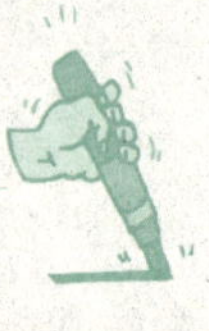

睡眠因梦而完整　夜晚因梦而美丽
若为天生多梦者　乐享其中羡煞仙

（陈　林）

夜间偷懒的心脏

——快速眼动睡眠相关性窦性停搏

人的心脏是一个不知疲倦的动力泵，只要生命不息，它就跳动不止。如果按一个人心脏平均每分钟跳动70次、寿命有70岁计算的话，那他的心脏就要跳动将近26亿次。在我们人体所有的器官中，心脏荣膺最勤劳的桂冠应该是当之无愧的了。一旦心脏停止跳动，那就意味着生命很可能走到了尽头。心脏永不疲倦跳动的奥秘在哪呢？原来人的心脏是由心房和心室组成的，心房每工作0.1秒，可以休息0.7秒；心室每工作0.3秒，可以休息0.5秒。可见心脏在辛勤工作之余也有足够的时间休息，从而可以一直跳动而不会累。大家知道世上若有勤奋之人，就必有懒惰之人。辛勤的心脏也同样没能免俗，在其家族中也有偷懒的成员。快速眼动睡眠相关性窦性停搏患者的心脏就是其中有代表性的一员。

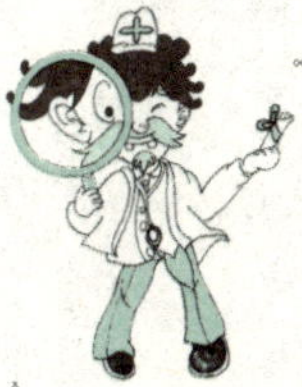

案例回放

21岁的小雄是一位大学二年级学生，平时喜欢体育锻炼，尤其酷爱打篮球，是学校篮球队的队长，同时人又长得很帅，是众多女生思慕爱恋的白马王子，在学校里拥有不少的女粉丝。小雄曾经多次率队在大学生篮球联赛中获得不俗的战绩，2008年率队参加全国大学生篮球联赛并最终获得了亚军。由于其出色的篮球表现，小雄被省篮球队主教练相中，在其正式加入省篮球队前给其安排了一次非常专业的体检。小雄对这次体检安排并不在意，因为自己平时身体很棒，体育成绩经常是全班第一，而且自己每年都参加体检，均没有发现过任何问题。在这次专门的体检中小雄确实显示出很好的身体素质，所有心肺功能的测试结果均很出色，甚至在高强度的负荷运动下，身体也没有任何不适的症状，包括运动后低血压、头晕、胸闷、心慌等。然而令人惊奇的是，小雄24小时动态心电图的记录显示其有好几次持续2.5秒以上的心脏停搏，最长的一次停搏长达6.8秒，所有的这几次停搏均发生在夜间。在随后3个月中，每个月都给小雄安排了一次24小时动态心电图检查，均发现有类似现象，所不同的只是在最长的心脏停搏时间上略有差异。尽管如此，小雄还是一点不适的症状都没有。为慎重起见，小雄还是被安排了为期总共1年的动态心电图的多次连续监测。在此期间小雄也下决心暂时停止一切剧烈运动，包括自己心爱的篮球。尽管小雄大幅削减了自己的运动量，但还是无济于事，随后的动态心电图监测结果仍然多次发现上述现象，甚至其心脏停搏的时间还有所延长，最长的记录竟然达到11.56秒。期间小雄还进行了电生理学检查，发现其心脏的结构及功能均完全正常。因小雄的心脏停搏均是在夜间出现，遂又安排了几次多导睡眠图检查，结果显示小雄的睡眠周期节律也很正常，也没有发现与睡眠相关的呼吸障碍，但医生也发现了一个特点，就是小雄的每次心脏停搏都是发生在快动眼睡眠期，且主要在后半夜出现，和眼球的快速运动几乎同时发生。

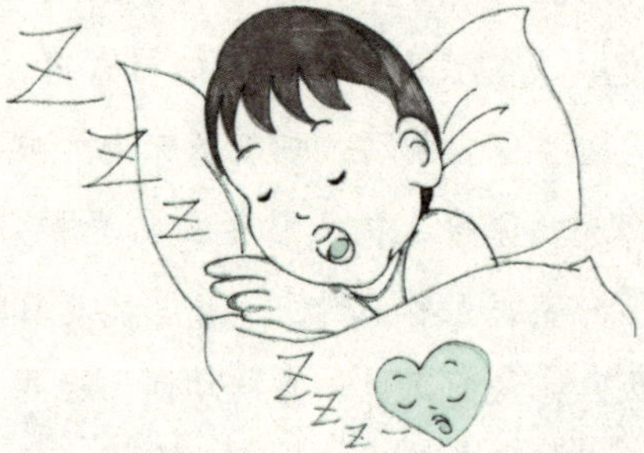

小雄最终被确定了快动眼睡眠相关性窦性停搏（REM sleep-related sinus arrest）的诊断。鉴于该病平时藏匿的隐蔽性，直到在20世纪80年代才被科学家所识别。Guilleminault等人在1984年首先对其做了描述，这是一种在人夜晚睡眠时出现心跳停止的疾病，而此心跳停止出现在快动眼睡眠期。2.5秒以内的心跳停止偶尔见于健康成人。一般健康的年轻人心跳停止2.5秒以内被认为是在容许的正常范围内。而该病患者的心脏显然有些偷懒，多导睡眠图检查显示在REM睡眠期间经常出现持续时间超过 2.5 秒的窦性停搏，通常成簇出现，像小雄那样，最长的心脏停搏竟然长达 11.56 秒。此病好发于年轻人，并且没有明显的性别偏好。目前只在年轻人中观察到此病，理论上讲该病也可见于其他年龄组。由于本病通常没有感觉，睡眠中发作时一般不会出现觉醒，也没有睡眠障碍的主诉。像上面的小雄那样，纯粹是因为一次例行体检，并耗时 1 年多才最终获得确诊，而并非由于小雄自身有何不适主动就诊获得的结果。心脏的犯懒是如此之隐蔽，平时简直是杳无踪迹，那我们如何能及早察觉呢？若该病平时真如小雄那样悄无声息的话，还真没有太好的早期识别的办法。“只要存在过，必然有痕迹留存。”这句话确实有颠扑不破的道理，该病在某些患者身上也会留下一些征兆，如在白天可出现隐约的胸痛、压榨感，或发作性心悸，或头重脚轻感。在夜间突然觉醒的情况下，可有头晕、虚弱、视物模糊等不适。有些患者会诉说在夜间走动时偶尔发生晕厥或在起床时昏倒及晚上掉到床下。

快速眼动睡眠相关性窦性停搏的发生机制是什么呢？一向辛勤工作的心脏为何也有如此偷懒之举呢？很遗憾，真正的病因目前不是很清楚。睡眠学家已通过多导睡眠图等检查发现与睡眠中呼吸暂停和血氧饱和度无关；这些心跳停止发生时不伴发觉醒、睡眠阶段改变等现象；心脏的其他电生理和血流动力学检查均正常，也没有引起心律失常的其他内科疾病存在的证据；白天的心电图通常是完全正常，甚至心导管检查也是正常的。为此，Guilleminault 提出病因可能是在 REM 睡眠期间，胆碱性输出（cholinergic output）太过强烈。乙酰胆碱是最早被人类识别的一种神经递质，它会引起心率减慢、心脏收缩能力减弱、房室传导速度减慢。因而乙酰胆碱浓度过高的话，就会引起心跳停止。后来的研究者认为，快速眼动睡眠相关性窦性停搏的发生机制可能与迷走神经张力占优势有关，

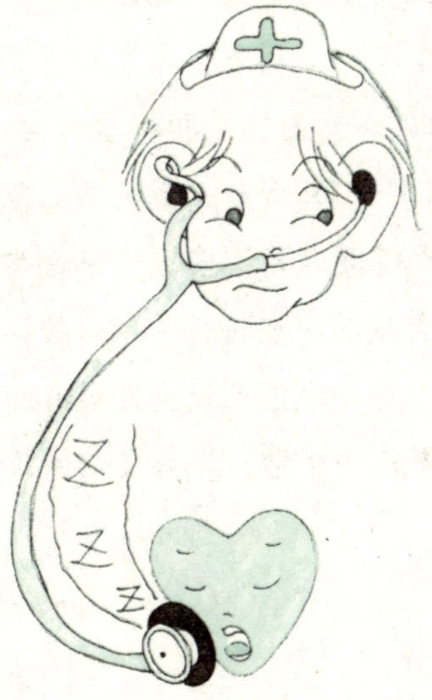

而迷走神经对心脏有抑制作用，同时迷走神经兴奋会引起乙酰胆碱的释放，进而引起心搏停止，但给予抗胆碱能药物并没有什么效果。因此让勤劳的心脏也犯懒惰毛病的真正原因尚待进一步的探讨。

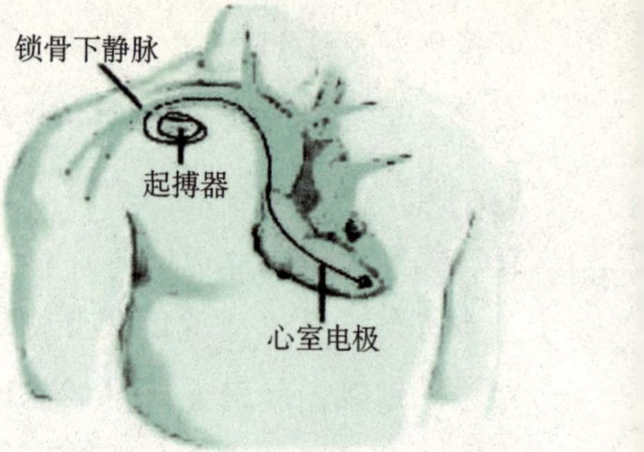

快速眼动睡眠相关性窦性停搏有潜在的意识丧失和心脏停搏的危险，这种情况可能和无法解释的夜晚突然死亡有关，还可能逐渐损害患者的精神功能。有这么潜在的严重危害性，那科学家有没有降服它的办法呢？由于心脏犯懒的真正原因还没有找到，目前尚没有特异性的治疗办法。但“魔高一尺，道高一丈”，世间万物总是充斥着相生相克的道理。如果怀疑有致命性的心跳停止时，科学家发现给患者植入心脏起搏器，作为一种预防性措施，就是一种非常行之有效的对付快速眼动睡眠相关性窦性停搏的办法。

说到这里，读者想必会关心小雄后来怎么样了，有没有得到治疗呢？鉴于小雄夜间心跳停止的严重性，最长时间竟然长达 11.56 秒，夜间猝死的可能性还是很大的，有的专家就建议尽早给小雄安置心脏起搏器，但有的专家考虑到小雄还这么年轻，而且一点临床症状都没有，建议要慎重考虑是否安置心脏起搏器。专家后来又给小雄做了进一步的检查，统计他在 1 个月的时间里心跳停止的次数和持续时间，结果显示小雄共发生过 50 多次心跳停止，持续时间在 2.5 ～ 11.78 秒，最长的心跳停止时间较前又有所延长。与此同时，小雄也开始变得越来越焦虑不安。专家最终达成一致意见给小雄安置了心脏起搏器。小雄的手术非常成功，在将近 1 年的随访中，小雄的心脏再也没有偷懒过，多次做动态心电图及多导睡眠图均没有发现有超过 2.5 秒的心跳停止。从此，小雄过着和以前一样绚烂多彩的生活，没有任何的不适，晚上的睡眠也照旧很香甜。

心脏勤奋功自高　一旦渎职厄运遭
偶然偷懒虽隐蔽　寻踪矫正有妙招

（陈　林）

我的牙齿不愿带枷锁！

——磨牙症

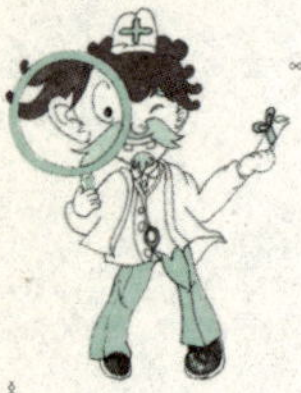

案例回放

王女士有个聪明的儿子，但他却有一个“坏”习惯——睡觉时总是磨牙。王女士起初听人说可能是肠道有寄生虫，要马上驱虫治疗，但结果却无效；有人说可能是睡眠姿势不对，王女士就在儿子睡着后反复给他翻动身体，可仍旧无效……王女士想尽了千方百计，儿子却依旧磨牙。如此折腾数月后，儿子总说牙疼，到医院检查，问题可大了！医生说牙槽被磨坏了，口腔黏膜也多处糜烂。后来医生建议，给牙齿佩戴保护性牙套。不过，新的矛盾出现了。聪明的儿子成天嚷嚷“我的牙齿不愿带枷锁！”

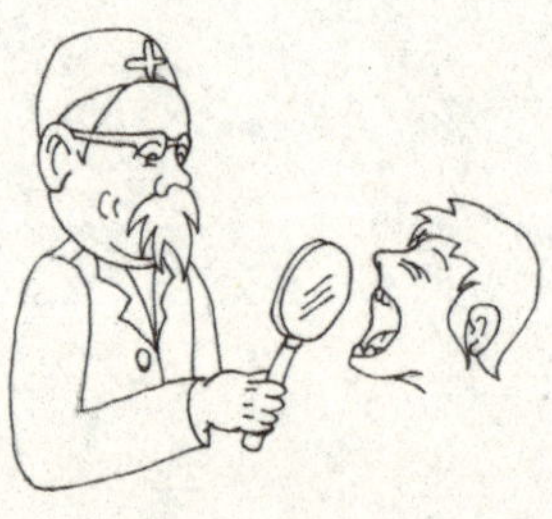

嗯，牙槽被破坏了……

其实，很多父母都经历过自己的孩子磨牙的苦恼。也有很多先生或女士抱怨自己的配偶“整晚牙齿咬得咯吱咯吱响，好像老鼠啃柜子，时而吱吱叫，时而嘎嘎响”，“有时发出吧嗒吧嗒的声音，像在吃东西”，“磨牙发出的吱吱声，有时是一种非常恐怖的声音”……也有人因为牙槽磨损、口腔黏膜破损、颌面部疼痛不适等反复求治。这就是人们通常说的磨牙症！

夜间磨牙 (sleep bruxism，SB) 是一种刻板性运动障碍，以睡眠中口颚肌群节律性运动为特征。主要表现为节律性的咀嚼肌运动，特征为重复出现的颚肌收缩，频率为每秒 3 次或以上。可造成牙损害、颚（即“下巴”）痛、头痛、颞下颌功能紊乱及磨牙发出的令人十分讨厌的声音干扰枕边人的睡眠。

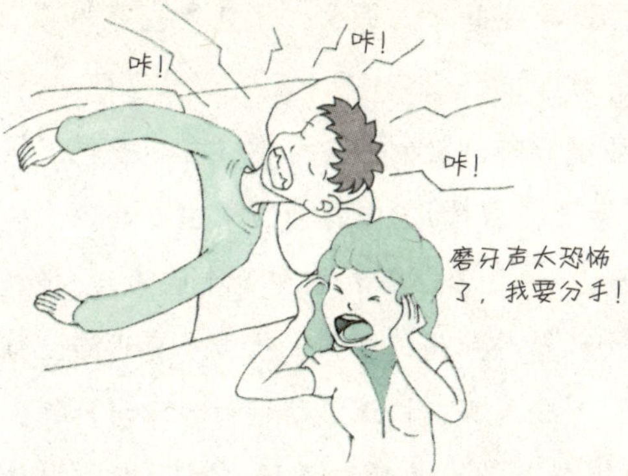

据调查，大多数人在其一生的某一时段都经历过夜间磨牙，当导致明显的牙齿损害（如影响咀嚼或美观）和主诉睡眠不良时才属于病理性情况。研究认为，夜间磨牙发生率为 5% ～ 96%，一般认为人群中总的发生率约 8%。年轻人更可能发生夜间磨牙，随着年龄增长呈减少的趋势，男女之间没有区别。个体可以在儿童时发生夜间磨牙，持续到成年。睡眠的任何阶段都可以发生，也有研究认为大多数发生在浅睡眠期和 REM（快速眼动）睡眠。总的来说，由于很多人没有意识到自己有磨牙的情况，故确切的发生率不清楚。

究竟是什么原因引起磨牙呢？既然磨牙属于咀嚼肌的节律运动，那让我们先来了解一下“口腔咀嚼运动”是如何发生的。

咀嚼肌的节律运动是由大脑的“咀嚼中枢”和“吞咽中枢”控制，外界刺激通过“传入通路”（复杂的神经网络）与中枢（属于“中央处理器”）发生联系，随即，中枢通过“传出通路”（复杂的神经网络）向外发出“指令”，继而发生节律性的咀嚼磨牙运动。清醒时自发性的节律性咀嚼肌活动被脑干的 CPG（启动节律运动的“司令部”）控制，咀嚼同时也受口腔内食物的部位、舌的位置、吞咽及呼吸动作的影响。此外，这些“网络”、“通路”等的正常“工作”，需要多种神经化学物质（如 5- 羟色胺、多巴胺、γ- 氨基丁酸、去甲肾上腺素等）参与，而这些神经化学物质属于机体内部的“信号传递员”。

通常情况下，睡眠时肌张力会减弱，但自发性的节律性咀嚼肌活动仍可见于 60% 的个体，每小时 1 ～ 2 次，且发生在非快速眼动睡眠的第 1、2 期。这种自发性的节律性咀嚼肌活动多发生在睡眠微觉醒期，此时大脑皮层脑电活动出现短暂变化，心率、肌肉活动增加，为适应机体内外环境变化的生理性调节。

由此可见，只要可能对我们大脑的“咀嚼中枢”和“吞咽中枢”、脑干 CPG、传入传出“通路”造成“干扰”的因素都可以导致磨牙。那么，究竟存在哪些“干扰因素”呢？

外源性因素主要有：压力焦虑反应、环境影响、殆干扰、药物（左旋多巴、抗抑郁剂、镇静剂、苯丙胺）、物质滥用（可卡因、酒精）。内源性因素主要有：人格特征、遗传、神经化学（5-羟色胺、多巴胺、γ-氨基丁酸、去甲肾上腺素）、神经系统疾病（帕金森病、口部迟发性运动障碍）、精神障碍（痴呆、精神发育迟滞、抽动）、睡眠障碍（睡眠时周期性的四肢运动、呼吸暂停、快速眼动期行为障碍）等。

最新的研究证实夜间磨牙与焦虑密切相关，其次为睡眠觉醒（磨牙期脑电活动和心率骤然升高）。部分学者认为与睡眠呼吸暂停有关。也有人认为与颅脑损伤、颅颈部肌张力失调有关。近期（2006年）有研究发现，口腔局部结构异常、A型性格、应激状态是夜间磨牙的主要预测因子。

引起磨牙的主要药物包括影响多巴胺系统的药物、抗抑郁药（如氟西汀、舍曲林、帕罗西汀等）、镇静剂、抗焦虑药、精神活性物质（酒精、咖啡因等）。而药物所致夜间磨牙与药物所致的睡眠节律紊乱、焦虑、静坐不能等有关。

对于儿童磨牙，中国民间最多的解释是认为存在肠道寄生虫。推测与寄生虫的代谢产物直接刺激熟睡中的大脑相应部位或者外周传入通路间接兴奋中枢，导致咀嚼肌持续收缩而出现磨牙。毒素、虫卵以及寄生虫的活动等也可刺激肠道，加快肠道蠕动，引起消化不良、脐周疼痛、睡眠不安。但这种推测缺少科学的研究证实。2008年，美国《儿童口腔医学》发表一篇对照研究论文，结果认为磨牙与肠道寄生虫无关。

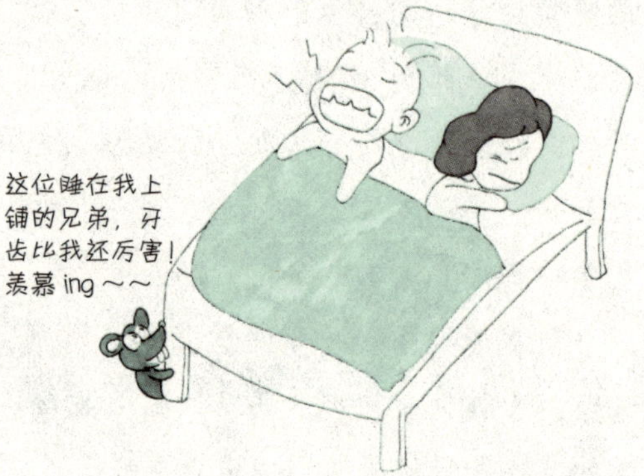

总的来说，夜间磨牙既往认为主要是局部殆功能不全所致，当前认为局部因素作用甚微，而与睡眠觉醒和中枢神经系统多种神经递质失衡有关。较为肯定的是中枢多巴胺系统功能的紊乱，还有吸烟、

酒精、药物、疾病、创伤、心理因素（压力、人格特征等）等因素。最近，荷兰学者 Lobbezoo 在权威杂志《口腔修复》撰文指出，“磨牙症的主要原因在中枢，而非外周因素。”

值得注意的是，磨牙也可以发生在白天。白天发生磨牙需要考虑是否存在神经精神疾病（如帕金森病、抑郁症、精神分裂症等）、药物影响等（比如，长期使用抗精神病药物可能引起一种被称为迟发性运动障碍的副作用，表现为口舌颊不自主运动），通常称为继发性磨牙。

说了这么多，有什么办法可以预防和治疗夜间磨牙吗？一般而言，可以分为急性期治疗和长期治疗。急性期治疗包括物理疗法，夜间肌电生物反馈，给予缓解焦虑、改善睡眠的药物等；长期治疗包括个体应激模式的改变，生活方式的转变，存在牙齿、牙槽、口腔黏膜局部损害者需使用咬合夹板或护殆器等。有报道服用嗅隐亭有效。最近有研究证实，肉毒毒素注射咬肌可以治疗磨牙症，但均缺乏大规模的对照研究。

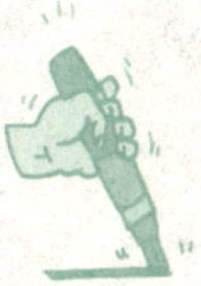

磨牙太苦恼　像是老鼠叫
原因真不少　外因内因找
白日磨牙现　家人要警惕
现代医学好　对症可起效

（杜向东）

雨季不再来

——尿床 / 遗尿症

婴儿多在睡眠中发生排尿，并且会通过啼哭来表达。6 个月之后，婴儿会逐渐获得夜间控尿能力，彻底与尿布告别，此期被认为是儿童发育的里程碑。但获得这一能力的时期多不相同，主要在 2 岁半至 3 岁半。未获得夜间控尿能力的儿童则继续出现夜间尿床，家长往往存在误区，觉得尿床不用治，总是一拖再拖，孩子上学了才引起重视，甚至到十几岁时才去治疗。其实，儿童 5 岁以上不能随意控制小便而发生不自觉的排尿行为，每周尿床两次以上并且持续 6 个月的话，医学上就称为“遗尿症”，俗称尿床。尿床好发于男孩，发生率随着年龄的增长而减少，每年有 15% 的自然痊愈率。到了 6 岁时，大约还有 25% 的男孩和 15% 的女孩仍然有尿床现象。到了 12 岁时，仍有 8% 的男孩和 4% 的女孩会尿床。而 1% ～ 2% 的尿床现象会持续到成年，也就是说 100 个成人中间，就有 1 个尿床。

动画片《机器猫》里的人物大雄和小夫都是小学生，差不多 10 岁，俩人都有尿床的陋习，小夫在睡觉的时候还要穿尿裤。《阿甘正传》里的阿甘小时候也有尿床。现在还是来看看本篇的小主人公吧。

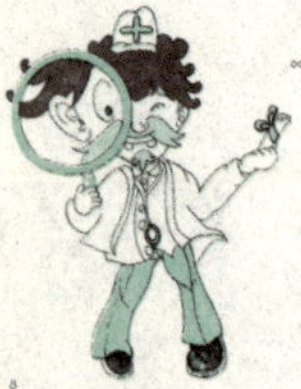

案例回放

9 岁的小新长得很秀气，内向腼腆，像一个女孩。因为温顺可爱，亲戚朋友都叫他“小猫咪”。小猫咪天分很高，读书成绩很好，只是有些胆小怕事，每当爸妈训斥责骂时，他总是憋红着脸、低着头，有理也不敢申辩。小猫咪样样都讨人喜欢，只是有尿床的坏毛病。开始，他的爸妈也没太在意，以为小孩子大了，自然而然就不会再尿床了。时间长了爸妈才开始着急，可又觉得被人知道自己孩子尿床是非常尴尬的事情，始终没有带孩子去正规医院治疗。先是听说尿床是因为营养不足，爸妈便不断给他补充牛奶、鸡蛋等营养品，但效果甚微。接着又看中医，刚开始似乎有效，尿床的次数减少，可继续服用了几个月，还是未见到满意的效果。为此，小猫咪没少受责骂和羞辱。爸妈太忙，有时小猫咪尿床后，床单来不及洗，自己便拿出去晒。调皮的小朋友看到了，常常当面揭他的伤疤，问小猫咪今天画的又是哪个国家的地图？小猫咪因此常常自责，睡觉前就十分紧张，尿床后也不敢声张，生怕爸妈发现，于是睡在湿湿的床上，用身体遮住，甚至当面撒谎。在学校里也不太愿意和同学来往，组织的夏令营也不敢参加。放学回来就待在家里，也不和小朋友玩耍。这时小猫咪的爸妈才意识到事情的严重性，于是带他找到了儿科专家。

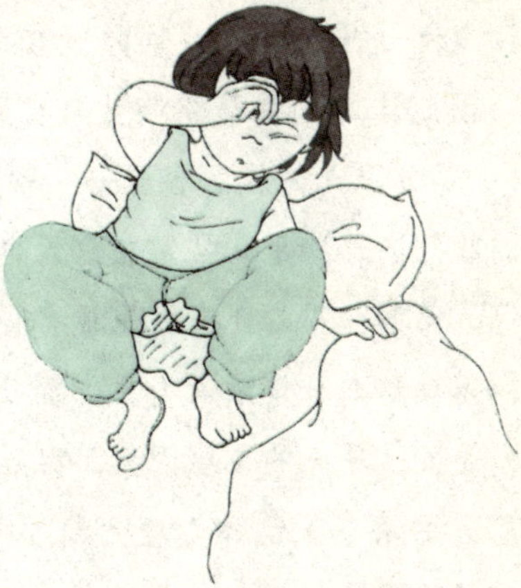

经过专家的详细询问和检查，小猫咪确实得了“遗尿症”。因为他的尿床从婴儿期延续而来，从未有过长于6个月的时间不尿床，且仅在夜间尿床，没有泌尿系统和神经系统等疾病，所以属于儿童最常见的原发性夜间遗尿症，此类别占全部遗尿症患者的70%～90%。而继发性遗尿症指的是有过大于6个月的不尿床期后又出现尿床。还有少部分患儿白天出现遗尿（白日遗尿症）或夜间和白天均出现遗尿(复杂性遗尿症)。

我们疑惑的是到底什么原因导致了宝宝们的尿床。其实，至今尿床的病因仍不十分清楚，目前医生们从以下多个因素进行了研究。第一，很久以前专家们就注意到，尿床与遗传有关：父母双方有尿床史的儿童77%遗尿，单方有尿床史的44%

遗尿，且双胞胎有更高的一致性。国外的医生甚至已经将尿床进行了基因定位。第二，大部分尿床儿童夜间睡眠较深，难以唤醒，即使唤醒之后往往还是迷迷糊糊的，因此这类儿童不能接受来自膀胱的信号而醒来进行排尿，便发生了尿床。第三，一部分患儿储尿的容器——膀胱功能发生了问题，主要为容量减少或出现不稳定的收缩。这些患儿常常在白天也有不适，比如尿频、尿急，甚至还有尿湿裤子的情况。第四，正常儿童的尿量有昼夜规律，指的是睡眠期间产生的尿量是白天的一半，当然这与分泌激素有关。而2/3的尿床儿童不具备这种昼夜节律，出现夜尿增多，是发生尿床的重要因素。第五，心理因素是目前研究较多的方面，医生发现尿床患儿的情感紊乱和心理问题要多于健康儿童。父母间的争吵、与母亲长久的分离、黑夜恐惧、受惊、剧烈运动、不适应新环境等均可导致儿童遗尿。但也有医生认为，这些问题是长期遗尿产生的，患儿出现尿床，受到家长的责备、打骂，长期处于过度紧张状态中，给患儿带来沉重的心理负担和自卑感，使尿床经久不愈，少数甚至成年后仍无法改变。第六，部分儿童的遗尿是由于泌尿生殖器官的局部刺激，如包皮过长、尿路感染等引起，或与导致尿量增多的全身性疾病如糖尿病、脊柱裂、癫痫等有关。那么小猫咪为什么尿床呢？原来，小猫咪的爸爸小时候就有尿床的习惯，一直持续到7岁，看来小猫咪尿床与遗传是有一定关系的。

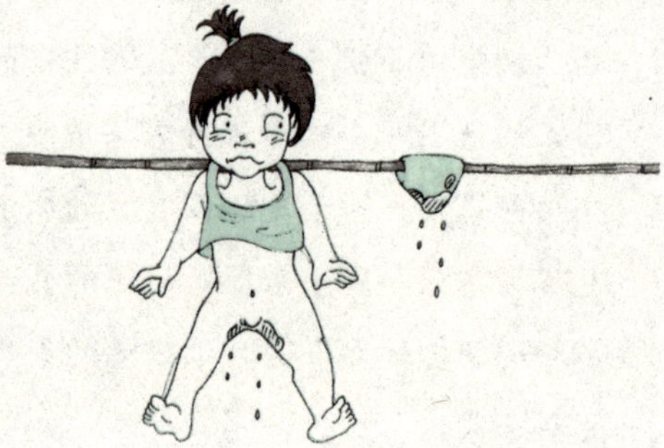

正如前面提到的，尿床有一定的自然痊愈率，但是我们更应该认识到它是困扰许多家庭的现实问题，对儿童和家长都造成了很大伤害。尿床可使患儿精神惶恐不安、自卑、缺乏自信心、处事能力差、夜间不敢入睡、白天回避参加一些正常的社交活动，最终将影响患儿生理、心理和人格的健康发展。对父母而言，更多的是表现出担心，少数则表现出不耐烦，认为患儿是故意的，甚至采取惩罚态度。这些负面的影响基本已经得到了国内外医生的共识。所以，我们应该给予患儿足够的关心

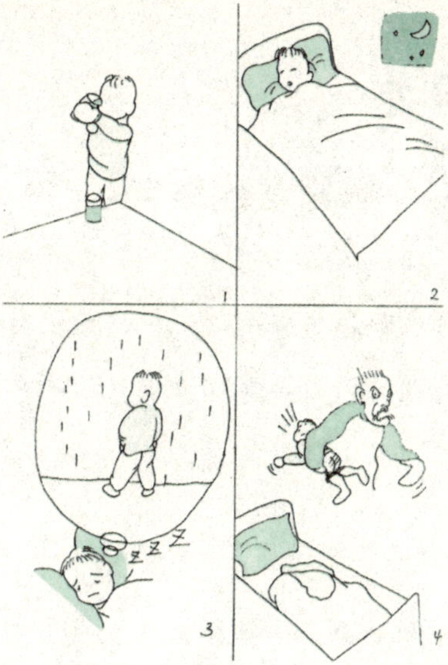

和重视，劝告家有“尿床郎”的家长及早带孩子到医院检查，以免耽搁最佳的治疗时机。

需要注意的是，尿床的治疗是一个长期的过程。医生向小猫咪的爸妈进行了遗尿症的知识宣教，并通过心理疏导消除了小猫咪的紧张、焦虑心理，鼓励他们共同参与到治疗中。首先培训小猫咪定时排尿的好习惯以及养成合理的生活习惯。睡前少喝水，不吃西瓜、橘子等水果；避免过度劳累或兴奋，睡前不进行剧烈的活动或玩电脑；睡前排尿。同时让爸妈监督小猫咪进行膀胱功能训练。白天尽量多饮水，尽量憋尿，直到不能忍受为止；排尿时则尽量做到排尿 - 中断 - 再排尿 - 再中断……更重要的是采取“唤醒疗法”。让爸妈掌握小猫咪尿床的规律，在他经常尿床的时间，提前半小时用闹钟将小猫咪叫醒起床排尿。经过长达一年的治疗，小猫咪终于不再尿床，小猫咪的雨季不再来，阳光快乐的笑容又回到了他的脸上。

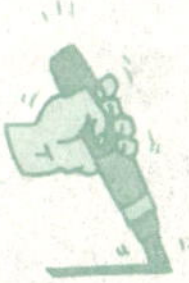

家里有个尿床郎　为父为母勇担当
科学对待寻医助　健康宝宝茁壮长

（米国琳）

“出轨”的口水
——睡眠相关吞咽异常症候群

您肯定听说过有人睡眠不好的，也可能听说过有人吞口水困难的，但要是把睡眠和吞口水困难联系起来您一定觉得很新鲜。您还别说，大千世界无奇不有，王先生近来正为这个问题犯难。

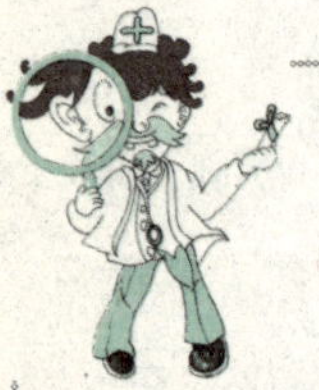

案例回放

35 岁的王先生向来睡眠很好，倒头即睡，一觉睡到大天亮。近来不知什么原因，他在半夜里常被口水呛醒，看了耳鼻喉科、口腔科、消化科、神经科等多个科室，做了喉镜、胃镜、头颅 CT 等多项检查，医生都说没有什么问题。王先生是越检查越感到迷惑不解，不禁开始担心自己是不是得了什么不治之症，于是他抱着一线希望来到睡眠专科，希望医生能帮他找到答案。他告诉医生自己的问题并非因为躺下去睡不着觉，也不是多梦，而是觉得自己晚上的口水很多，常被口水呛醒。以前只是偶尔发生，而近两个月来越来越明显，几乎每天晚上睡觉的时候都会发生，而且不止一次。虽然他在吞完口水后能再次入睡，但时间一长还是让他睡得不踏实，白天的精力也逐渐不如以往。白天清醒时他并没有这样的现象，也没有进食和喝水的问题。难道他的吞口水问题还真与睡觉有关？为了明确这一问题，医生决定给王先生身上装上一些信号连接线进行多导睡眠图监测。这样，医生可以收集到王先生在整个睡眠过程中的脑电活动、肌电活动、呼吸情况、眼球活动等多种生理信号，通过分析这些信息，可以比较清楚地判断他的睡眠活动情况。过了一夜，结果很快就出来了。在整个晚上的睡眠监测中，王先生有两次因呛

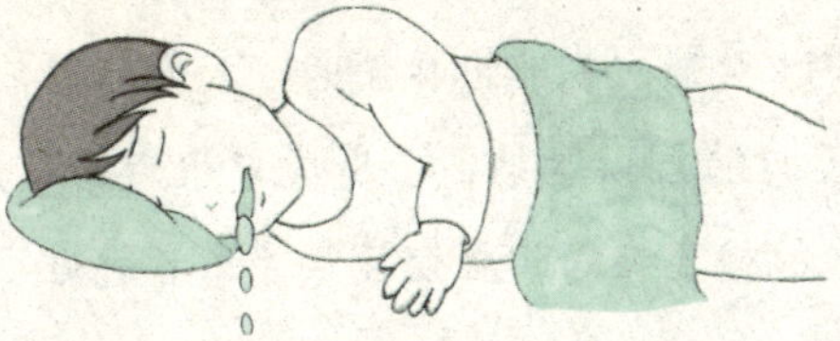

咳醒来，同时可见到相应的肌电活动和呼吸变化，听到有咳嗽声和口水的咕噜声，相对应的睡眠脑电图显示出他在此时的睡眠连续性被打断，过了8分钟左右继续进入睡眠状态。另外，王先生的深睡眠时间也有所减少，但并没有提示存在阻塞性或中枢性睡眠呼吸暂停。医生推测，王先生可能患上了一种叫“睡眠相关吞咽异常症候群”的疾病。

王先生为找到自己的病症感到万分欣喜，迫不及待地问医生这是一个什么样的疾病？要想了解“睡眠相关吞咽异常症候群”，还得先从吞咽功能说起。人类在胚胎第12周时即开始有了吞咽功能，并持续终生。据研究统计，人在一生中大约要摄入40吨的食物和水，这都要通过吞咽来完成。正常人平均每天有600次左右的吞咽动作，其中清醒时约550次，睡觉时约50次。在不同的情况下，人的吞咽频率是不一样的。进食10分钟大约要吞咽50次；坐着看书时每小时大约要吞咽37次；说话时唾液分泌多了，吞咽次数也会随之而增加；睡觉时口腔各种刺激减少了，吞咽次数也会相对减少。除外界摄入的食物和水外，人们还吞咽自己口腔中分泌的大量唾液，俗称“口水”。口腔每时每刻都在分泌唾液，睡眠时也不例外。正常人每天约分泌1000～1500毫升的唾液，主要用于消化食物，润滑、杀菌、清洁口腔等。一般来说，人可以自觉或不自觉地将口腔中的食物和水不失时机地咽下。但在一些特殊情况下，这一过程会受到阻碍，导致这些物质长时间蓄积在口腔中，不仅影响消化吸收，有的还会影响呼吸和说话。

吞咽动作需要通过口腔、咽喉和食管三个层次来完成，这看似一个简单的动作，事实上极为复杂，需要很多肌肉的巧妙配合，哪一环节出问题都有可能造成吞咽困难。一方面，咽喉、食管内的异物会使这一通道发生“硬件”故障，直接妨碍食物和水的进入，无法达到吞咽的效果；另一方面，这一通道的“软件”故障也就是神经控制系统失调也会造成吞咽无效或不全，这样就不能自动吞咽食物和水，使得食物和水以及不断分泌的唾液储留在口中和喉部。在非进食期间，大量分泌液汇聚在口腔中可产生“汩汩”的口水声，一旦口腔难以容纳则会造成口水走错轨道，从口腔中流出或进入气管引起呛咳，医学上的帕金森病和脑血管意外患者就有可能出现这种情况。

那么，“睡眠相关吞咽异常症候群”又是什么情况呢？这类患者的吞咽功能具有选择性。在清醒时，咽喉部的神经肌肉都能保持正常工作状态来完成吃饭、喝水的任务。而当午夜来临、患者熟睡时，或许是它们忙碌了一天累了也想打个盹、开个小差什么的，就不再及时地打扫口腔卫生。这样，不断分泌的唾液造成口水在口腔中泛滥，发出了“汩汩”的口水声，直到唾液侵入气管这道防线，咳嗽随之发生，并刺激大脑提醒患者从睡梦中快点醒来，从而打断睡眠。这一过程看似只是打扰了机体的休息，其实，这也是人体的一种保护性条件反射机制在起作用。一旦大量唾液进入气管，不仅会引起肺部感染还会严重影响呼吸功能，而咳嗽反射则是在唾液刚接触气管时产生的防御性反应，这样患者会被唤醒，以便及时处理这些“出轨”的异物。这并不是在开玩笑，其真正的机制目前还并不完全清楚。研究者通过观察发现，一些抗精神病药或镇静催眠药如苯二氮䓬类药物等会使这一现象恶化，严重时会导致患者在一夜中多次醒来。由此推测，这种吞咽异常可能与深睡时大脑的这部分神经调节功能受到过度抑制或麻痹有关，从而使咽喉部的神经肌肉敏感性下降，无法对口腔中的情况及时有效地作出反应。该病较为少见，多为散发病例，常在中年起病。相关的报道也较少，这可能与以下两

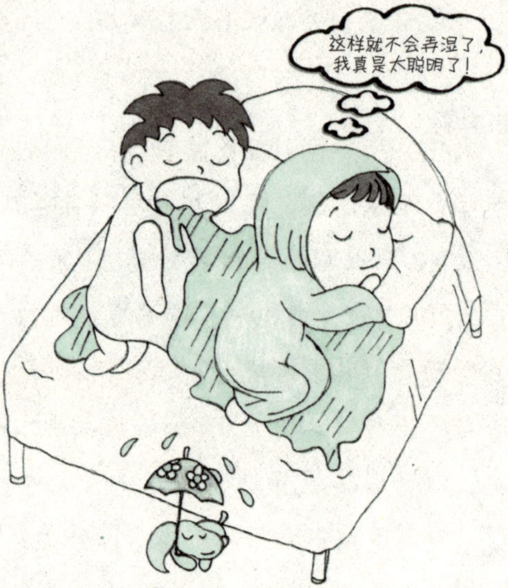

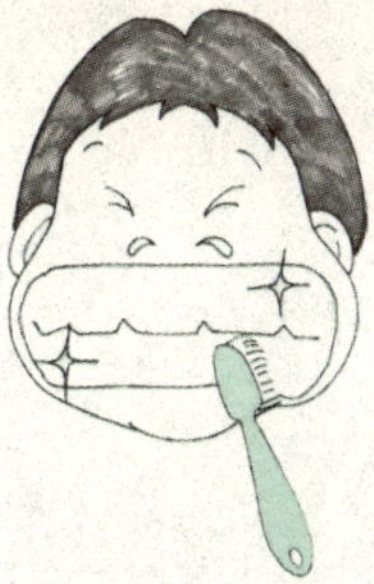

方面有关。一方面，这类患者可能常常因失眠就诊，而医生则对该病认识不足，并没有继续去了解失眠背后的原因，造成识别率较低；另一方面，该病的危害性相对较低，即便是继发窒息或肺部感染，人们也容易考虑到可能是机体抵抗力低下或是偶然事件所致。

这样看来，王先生的问题终于有些眉目了，我们也让大家认识了一种人类的新现象。虽然相关的报道不多，但对于一些不明原因的慢性咳嗽或反复发生肺部感染的患者，尤其对老年人来说，则千万要咨询医生，多导睡眠监测有助于明确这类问题。然而，目前对“睡眠相关吞咽异常症候群”并没有根治的方法。但在不久的将来，相信会有更多的人去认识和了解它，直到某天遏制这些口水不再“出轨”。在这里不妨教大家几种避免其产生不良后果的方法：首先，尽量保持口腔卫生，从而减少夜间唾液的分泌；其次，睡眠时尽量保持侧卧位，这样可以让过剩的唾液从口腔中流到外面，以免呛入气管；最后，不要因为失眠随意服用镇静药物，而应咨询医生查明原因，以免加重该病。

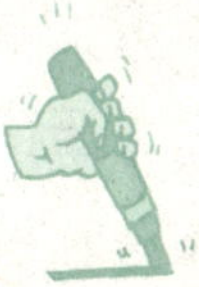

呼啦呼啦睡得香　咕噜咕噜口水响
口水出轨把喉呛　透气受阻惊梦乡
误作失眠把医问　滥用药物人更慌
睡姿放好把牙洁　多半问题解决了

（陈巧珍）

另类“羊癫疯”

——夜间阵发性肌张力不全

说到“羊癫疯”，人们自然会联想到突发全身抽动、两眼上翻、口吐白沫、不省人事的画面，这样的场景不禁让人望而生畏。“羊癫疯”的医学名称为“癫痫”，其发病机制是大脑的局部神经元突发的异常放电所致。由于异常神经元活动在大脑中的部位不同，其表现形式也多种多样，有时候真真假假让人难以分辨，甚至科学家们经历几十年探讨都难以确认。下面我们来关注一种令人难以捉摸的另类“羊癫疯”，是真是假，至今仍是一个谜。

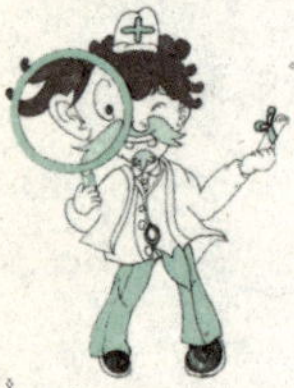

案例回放

24岁的王女士向来工作认真，在单位里是有名的工作狂。近来，她又为工作上的事情加班加点，经常用茶和咖啡来提神熬夜，在入睡前还不断地浮想工作上的事，甚至在灵感来时还会再起床工作。不知不觉地，王女士感觉到自己有些异样，经常莫名其妙在半夜醒来，感觉头部一阵发紧，并从床上坐起，双眼凝视，四肢做一些无目的的奇怪动作。丈夫以为她又是灵感来了而没予理会。让人感到奇怪的是，王女士起来时并没有去工作，丈夫叫她也没有反应，折腾了几十秒钟又躺下入睡了。王女士认为可能是自己这段时间太累了，因为之前偶尔也发生过这种现象，很快就好了。但是，这次王女士的运气看起来并没有那么好，问题越来越严重，几乎每天都会发生，有时候晚上还醒来数次，自己根本无法控制这些行为，这让王女士开始有些担心起来。丈夫也开始重视她的这种情况，带她到医院做了常规体检，并没有发现异常，于是便来到睡眠专科门诊咨询。医生为王女士做了心理测验和脑电图检查，没有发现明显的抑郁、焦虑问题，脑电图也正常，便建议她服用地西泮（安定），王女士服用后感觉这种发作似乎有所减少，睡眠也踏实了一些，但偶尔仍会发生。王女士担心安眠药会产生依赖，觉得总是吃也不是一回事，于是又来咨询医生查查病因。医生决定给她做一个视频多导睡眠图，这样，王女士睡眠中的活动便能一览无遗。出乎意料的是，监测结果显示王女士发作时相对应的脑电图居然有异常放电。医生告诉王女士这可能是“癫痫”。王女士想，自己没有口吐白沫、小便失禁，再说心理一直都是清楚的啊，第二天早上还清楚地记得自己晚上的情况，怎么可能是“羊癫疯”呢？

其实这一疑惑不仅困扰着王女士一家，在医学界也一直存在争议。早在20世纪80年代，Lugaresi等人就报道了这种现象，当时被命名为“夜间发作性肌张力障碍”。该病无男女性别差异，有的具有家族聚集性特点。可在儿童期起病，并在成年后持续存在。其多在睡眠中发作，有的在白天也会发作。持续时间长短不等，短则10～20秒，长则可以持续1～2分钟，个别也有持续半小时的报道。其表现形式不一，上肢主要表现为前臂和上臂的抬举、伸直，一侧手指强直性外展，对侧则握拳，头部转向对侧，形成典型的击剑样姿势；下肢主要表现为骑车、踢踏样动作。这种现象通常在睡眠过程中突然发生，异常动作的幅度较大，如头部摇摆、双眼睁开、身体屈曲、四肢舞蹈、手足呈徐动样或投掷样动作，有的还伴有单调的发声。医学上称之为肌张力障碍，是全身肌肉收缩不协调所致，其根源是由大脑控制肌肉活动的部位异常脑电活动引发。患者发作过后又能马上继续入睡，发作间歇期与常人并无异样。事后对发作能清楚回忆，但无法自控。

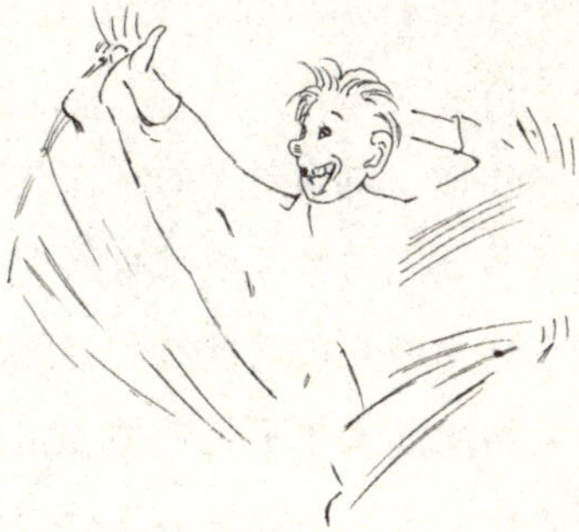

严重的患者一夜中可以反复发作多次，从而导致深睡眠时间明显减少，影响睡眠质

量。

进一步对多导睡眠脑电图的分析发现，这种发作还往往发生在浅睡眠期。那么，医学上是怎么来判断是浅睡眠、深睡眠的呢？这要从睡眠周期说起，每个睡眠周期分为5个阶段，分别表现出不同的脑波图像。每个睡眠周期大概90分钟，包括70分钟左右的非快速眼动（NREM）睡眠和20分钟左右的快速眼动（REM）睡眠。NREM睡眠又分1、2、3、4期，其中第1、2期为浅睡眠期，第3、4期为深睡眠期。REM睡眠为做梦阶段。一夜中，正常人一般需进行4～6个周期。以上不同阶段有着不同的功能，只有完整地完成各阶段，人体才能得到体力和脑力的恢复。任何一个环节少了，人体便会感到不适，这也就是为什么有些人睡了9个小时仍感到疲惫的原因。而前面说的这种发作则发生在非快速眼动睡眠第2期。

从发作形式来看，这与典型的癫痫大发作有所不同，这类发作往往无意识丧失、口吐白沫等表现。据调查统计，绝大多数这类患者的日间脑电图检查均正常，即便在夜间发作时，有的也毫无异常发现。很多患者往往因为睡眠受到影响后日间犯困而去就医，神经系统检查和结构影像学检查并没有异常发现。饮酒，喝咖啡、茶以及紧张、劳累等一些心理因素是常见的诱发因素。这样看来，该病似乎与“癫痫”搭不上边，无疑让人觉得这只是睡眠中的一种异常行为活动而已。

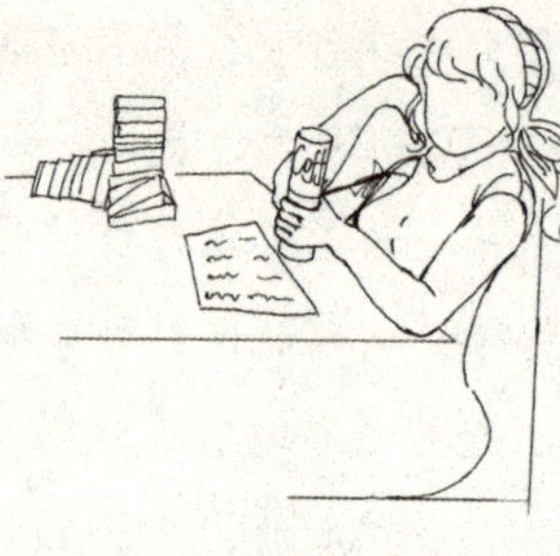

然而，越来越多的观点认为此类疾病属于一种癫痫发作。睡眠纺锤波是NREM睡眠第2期的特征性脑电活动。有研究认为，睡眠纺锤波是通过丘脑皮质神经元的兴奋作用与丘脑网状核神经元的抑制作用间的相互作用而产生。胆碱能神经元在这个环路中起着重要的调节作用。一旦乙酰胆碱受体的基因突变阻止了脑电活动的去同步化，大脑局部就会异常放电，表现出异常的行为活动。这种基因突变的说法也支持了部分病例呈常染色体显性遗传的特点。通过治疗和观察还发现，部分患者对抗癫痫药物卡马西平的治疗反应效果较好，能明显减少或完全控制发作，这让人不得不怀疑这其实是一种癫痫发作。进一步的研究认为，从发作时的异常活动姿势来看，这种发作属于一种运动性发作，而人类的运动中枢位于大脑的额叶，脑功能显像提示患者发作时的扣带回区血流呈高灌注状态，科学家们推测这实际上是一种夜间额叶性癫痫。

是非“癫痫”，双方各执一词，这种争论在未来的一段时间内可能还会继续，相信终有一天，神秘面纱会被层层揭开。不管如何，消除一些可避免的诱发因素对预防发病是非常重要的。在此，提醒广大辛勤的劳动者要学会适度放松，规律安排休息与工作，养成健康的生活方式，以免过劳酿成不良后果。目前，视频多导睡眠图能较好地记录异常运动发作过程和脑电活动变化，从而帮助大家识别这类疾病。一旦考虑该病，抗癫痫药物卡马西平等治疗可能会给您带来益处。

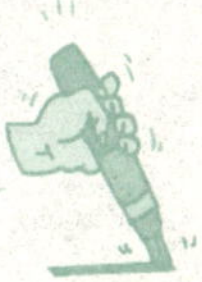

白天工作太紧张　晚上睡觉也怪样
心明神清行难控　癫痫与否惹人慌
要问有何好药方　医生叮嘱记心房
劳逸结合身体棒　规律生活睡得香

（陈巧珍）

睡梦中的无形杀手

——不明原因的夜间猝死症候群

古龙武侠小说中，江湖高手“西门吹雪”给大家展现了技艺超群的杀人剑法，令人目眩神迷，叹为观止，堪称“剑神”。而在现实世界中，却有一个杀手可与“西门吹雪”相媲美，甚至更胜一筹，它常在夜晚对身强力壮的男性下手，并且不留丝毫痕迹，可谓是“无形杀手”。下面就让我们来看看它的厉害。

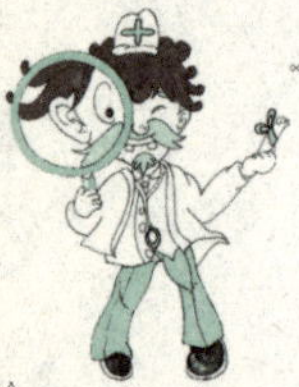

案例回放

事件发生在一个宁静的夜晚，葛先生忙完了一天的工作下班回家，葛太太已经准备好了丰盛的晚餐，全家人聚在一起庆祝儿子20岁生日，共享天伦之乐。庆祝完儿子的生日，和往常一样，正当大家准备休息，进入甜蜜梦乡时，谁也没料到“杀手”会在这美好的夜晚偷袭这个家庭。接下来的一幕足以让这一家人始料不及、近乎崩溃。美梦中的葛太太忽然被丈夫的一阵呻吟声惊醒，她以为丈夫做噩梦在说梦话，便推了推丈夫，可葛先生没有任何反应。葛太太有些担心，起身打开了灯，看到丈夫还在痛苦地呻吟、呼吸急促、神情恐惧、大汗淋漓。这时她吓坏了，不知该如何是好，只是大声叫喊着丈夫的名字，可葛先生仍然未被叫醒，反倒像是又睡着了。其他家人还不知发生了什么事，听到葛太太的呼叫声后，随即赶来看个究竟。然而，继续的呼喊、摇头、掐人中都根本不起作用。顷刻间，葛先生与家人之间恍如阴阳相隔。大家心急如焚，哭声、喊声混为一团，可这些都无济于事。这时，儿子突然恍过神来，叫了救护车。当救护人员赶到时，发现葛先生已停止了呼吸和心跳，立即采取了心肺复苏术施救，期望能有一丝起死回生的

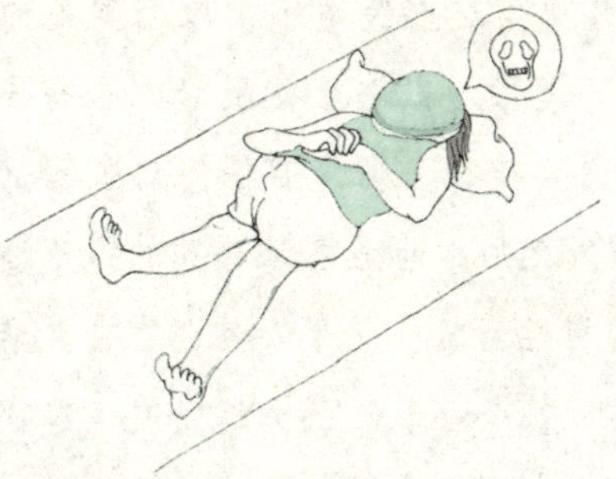

希望，然而抢救并没有奏效，再去医院也是无力回天了。此时此刻，家人感到他的身体逐渐变得冰凉，大家的心情跌落到了谷底。死神怎么会突然降临到他身上？他可才45岁，身强力壮，没啥毛病啊？大家迷惑不解，无论如何也接受不了这样不明不白地死去，于是就请各路“神仙”来解密这桩世间离奇案件。

首先，葛奶奶似乎想起了什么。原来，葛奶奶内心琢磨道：20年前，她丈夫也是突然在一个夜晚离奇死亡，那年葛爷爷也才40岁，今天的这一幕仿佛是昔日噩梦重现。大家顿时感到一阵恐慌，不会是家里被哪方鬼神给缠上了吧？

公安机关人员也来现场查看了案情，在葛先生身上未发现任何利器或是钝器致伤的痕迹，空气和体内也没检测到毒物，家中也没发现其他陌生人来过或是贵重物品遗失，可以排除他杀和自杀的可能，继而交给了法医们继续鉴定。

法医们作了尸体解剖发现，葛先生的心脏、肝、肾、大脑以及各处血管都没有发现什么病症，生化、毒理和微生物检测也未发现异常，推测可能是猝死。何谓猝死？它通常指平时貌似健康的人，因潜在的自然疾病突然发作或恶化，在1小时之内骤然死亡。然而，猝死也该有个原因吧？总会有点什么蛛丝马迹吧？其实，部分猝死确实是有先兆的，尸检也往往会发现病变。但法医们没见过这样死的，心中也倍感纳闷，于是继续查找资料求证，最终把目光锁定在一个叫“不明原因的夜间猝死症候群”的杀手身上。

说到“不明原因的夜间猝死症候群”，这又是怎么一种情况呢？该名称源于1981年，美国人发现在来自泰国、柬埔寨及越南的难民中，频频出现年轻力壮的男人突然猝死的现象，尤其是在晚上，但原因不明。直到1992年，西班牙著名的心脏病专家Brugada兄弟解开了谜团，他们通过观察这些突然不明原因猝死的病例发现，这些人的心电图有着特殊的“三联征”波形，以右束支阻滞、右胸导联 $V_1 \sim V_3$ ST段呈下斜形或马鞍形抬高、T波倒置为特征，但没有任何心脏解剖结构的异常，后人将这类猝死称为Brugada症候群。之后，世界各地相关的报道逐渐增多。据报道，这种病症多发生于20～50岁的男性，极少见于女性，常在夏季发病，患者平时往往无任何症状，少数有过昏厥、夜惊等症状。猝死通常发生在夜间睡眠周期的前1/3时段，大多表现为晕厥和猝死，个别患者以抽搐为首发症状。因为该病发病危急，病情凶猛，很少有人能侥幸存活，发病后多在痛苦呻吟数分钟后即死亡，即使没有死亡也极可能造成脑缺血缺氧的后遗症。部分被救活病例的心电图中提示有恶性心律失常如心室颤动。据估计，Brugada症候群的年患病率在40～100/10万人，在东南亚家系中的发生率比较高，成为该年龄段的第二大死因，这种威胁还可以代代相传。这在那个时期造成了不小的影响，部分男性为此感到恐慌，甚至恐惧睡眠。一些村民中还流传出了“寡妇鬼”的说法，称“寡妇鬼”要在夜间寻找男伴侣消除孤独、满足性饥渴。甚至有的男人晚上睡觉都穿上女人的衣服，涂抹口红、指甲油，以逃避厄运，免于“睡死”。可想而知，这仅仅是他们一厢情愿罢了，却依旧难以逃脱这个家族魔咒。

近年来，人们对Brugada症候群有了较清楚的认识。心脏的功能有赖于各个心肌细胞的协调活动，每个心肌细胞的表面都有许多微孔，这些微孔由蛋白质组成，可以时常打开或关闭，从而让细胞内外带电荷的钠、钙以及钾等离子出入，离子的进出会产生心肌细胞的电活动。这种电活动可进一步触发心肌细胞的收缩活动。通常而言，这种电活动会有序地在心肌细胞间传递，从而使心脏能够完成正常的射血功能。所以，这些微孔也被称为“离子通道”，而离子通道正是Brugada症

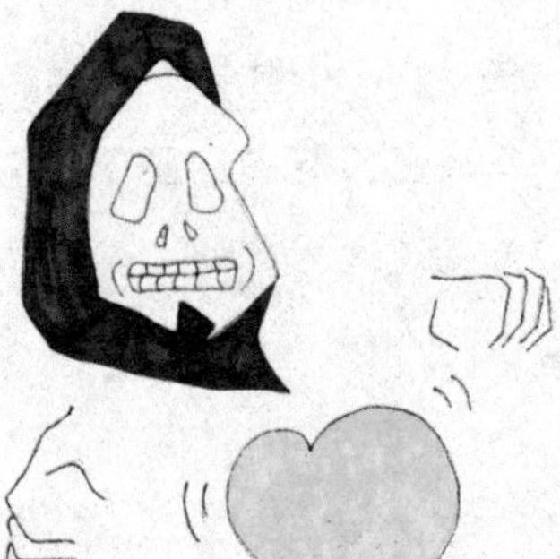

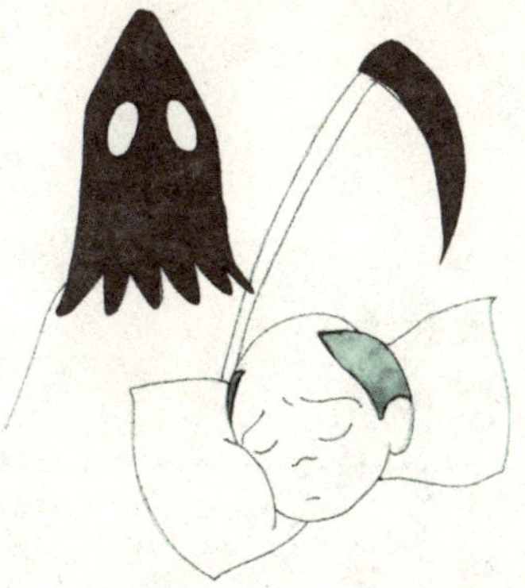

候群的罪魁祸首。目前的研究认为，Brugada 症候群是一种遗传性疾病，源于 3 号染色体上 SCN5A 基因的突变。这一突变导致其控制编码的心肌钠离子通道发生特征性的改变，于是心脏电活动发生紊乱，进而影响心脏的跳动，出现恶性心电节律紊乱，心肌细胞的收缩变得不协调，血液无法有效地从心脏运送到全身，致使人体各器官丧失有效的血液补充，从而导致昏厥或猝死。一旦发生这种情况，最有效的方法是立即采取心肺复苏术，而 4 分钟之内是抢救的黄金时间，一旦超过 10 分钟，脑死亡也就随之发生。这显然让不了解医学的普通人感到措手不及。

说到这儿，葛先生的死亡之谜终于解开，大家也松了一口气，但也难免会对 Brugada 症候群感到有些恐惧，也希望自己千万别带有那个恶魔般的突变基因。所幸的是，我们总算发现了这一恶魔的根源所在，而且也找到了有效的对策。筛查和确诊 Brugada 症候群对预防该病的猝死极为重要。这就要求大家定期做心电图检查以确认自己是否有 Brugada 波，这对那些有猝死家族史的男性来说非常重要。目前，药物似乎对它并不奏效，最为有效而可靠的治疗方法是在患者体内植入心脏复律除颤器，这是一个火柴盒大小的仪器，可埋藏在胸部皮肤下，有一根导线连着心脏，它会在心脏电活动发生紊乱的第一时间发出电流，无痛刺激心脏迅速回到正常轨道，故有“闪电侠”之称。同时，我们在这里也要提醒大家要学会心肺复苏术，以赢得抢救的最佳时机。

身强力壮七尺汉　夜半美梦睡得酣
无形杀手如闪电　呜呼一声归西天
鬼魂作怪不可信　心脏乱码是正解
勤到医院查心电　做好预防心可安

（陈巧珍）

生命的蓓蕾枯萎在恬睡中

——婴儿猝死综合征

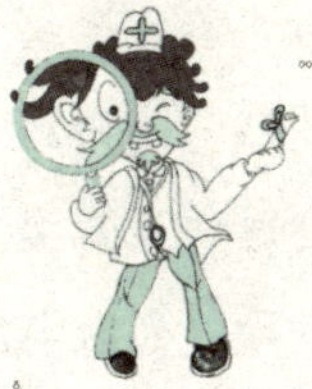

案例回放

佟非的儿子4个多月了，一直健健康康地成长着，那天夜里，吃过奶之后便又恬恬地睡着了。佟非因为太疲倦，一直睡到清晨6点多醒来，正在纳闷宝宝怎么这么安静时，却发现宝宝全身冰冷僵硬，没有一丝呼吸，立即将他送到医院。可医生说太晚了，无法抢救。就这样，一朵生命的蓓蕾在恬静的睡眠中无声无息地被死神带走了。佟非哭着问这是什么原因，医生告诉她这是“婴儿猝死综合征”。

婴儿猝死综合征是指婴儿突然地、出乎意外地死亡，无论从病史和尸检都不能发现确切的死因。因为它发生在婴儿小睡或夜间睡眠期间，也被通俗地称为“摇篮死”、“摇床死”。这种悲剧在世界范围内不断发生，是1～12个月大的婴儿死亡最常见的原因。在欧美各国，每1000例婴儿中就有1～5个如此悄悄死亡。在亚裔人中较为少见，大约2000例中有1个婴儿遭遇不幸。猝死婴儿多为2～4个月大，约有91%死于6个月以内，生后3周内或大于6个月的婴儿极为少见。悲剧50%～80%发生在午夜至清晨6点之间，婴儿在安静状态下死亡，且发病高峰在冬季，尤其是一月份，似乎与寒冷天气有关。

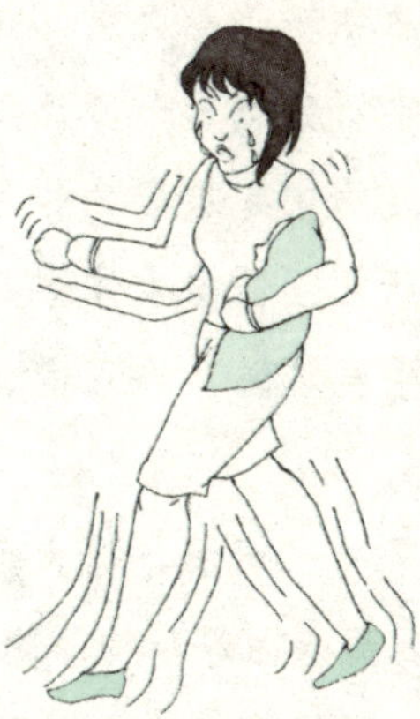

没有人了解究竟是什么本质的原因导致了

婴儿猝死综合征，像“静默杀手”一样夺去这些婴儿年幼的生命。不过医生和研究者们已经认识到并不是哪一个单纯的因素导致了这样的悲剧，它应该是诸多因素综合产生的后果。下面让我们来认真回顾一下最新的一些理论和研究成果吧。

首先，我们来了解一下与婴儿有关的因素。俯卧位睡眠是目前最广泛的为人们所认识的可能导致婴儿猝死综合征的原因。猝死婴儿中有 71% 是俯卧位睡眠，主要的原因可能是婴儿把呼出的气体重新吸入引起窒息。1994 年美国儿科学会提倡在全国开展仰面睡眠运动之后，婴儿因此而死亡的人数明显下降，这足以证明俯卧位睡眠对婴儿的危害。此外，进一步的研究还发现俯卧位睡眠期间，室内和襁褓温度太高、出汗、衣物过多或床上用品过于柔软都可能增加婴儿猝死的危险。而且与婴儿同睡一床时，有些情况会特别危险，比如小于 4 个月的婴儿与其他儿童同睡一床，与父母睡在长沙发上或其他软的或狭窄的地方。感染通常也被认为是婴儿猝死的可能原因，因为有的患儿在死亡之前曾患有胃肠道或呼吸道的感染。前面已经提到，婴儿猝死的年龄高峰为 2 ~ 4 个月，季节高峰为冬季，这正是婴儿自身抗体不成熟，从母体获得抗体水平逐渐下降的时期，恰逢冬季容易受到感染。而且研究者在婴儿尸体内发现了有关球蛋白的异常，提示死前感染的可能。另外，部分婴儿的猝死还可能与心血管病变、中枢神经系统病变、呼吸道梗阻、代谢紊乱及微量元素硒缺乏等有关，并且近年来基因水平的分子遗传学研究也进一步证实了某些基因变异在婴儿猝死的发病中起重要的作用。还有值得我们注意的是，早产儿、低出生体重儿、出生时医生评分较低、宫内生长迟缓，均可增加婴儿猝死综合征发生的危险性。

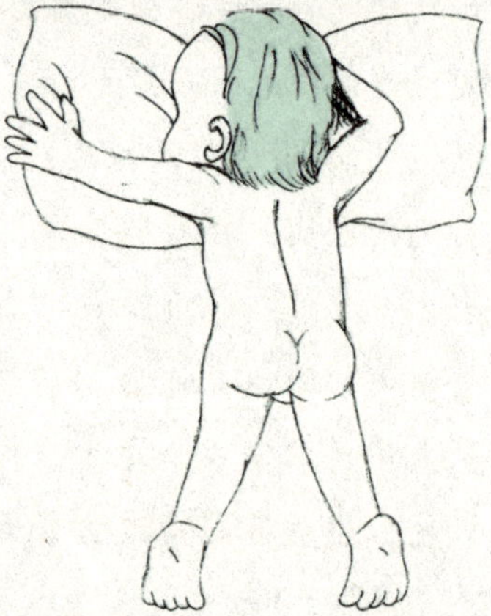

我们再来关注一下与母亲有关的因素。母亲如果在怀孕期间吸烟，滥用海洛因、美沙酮、可卡因等药物，使用缩宫素引产，或怀孕早期低脂低热卡饮食，导致体内的不饱和脂肪酸缺乏，都可能增加婴儿出生后猝死的发生。胎儿在母体中依靠胎盘获取营养，如果胎盘出现异常，婴儿发生猝死的可能性也会增加。此外，孕妇初次怀孕年龄小于20岁或再次怀孕小于25岁、孕妇产前护理不当、生产后就诊次数少也可增加婴儿猝死的危险性。令我们欣慰的是，母乳喂养具有重要的保护作用。

另外，我们还发现，不良的家庭社会经济背景、空气污染和寒冷的气候也是高危因素。男孩比女孩更容易患上此症，某些人种比其他人种更容易成为这种病症的受害者，美国的印第安人和黑人死于此症的比例明显高于白种婴儿，而西班牙和亚洲婴儿受影响很小。但是为什么会存在这些差异，迄今为止还没有人能够回答。

有人会问，有没有办法对婴儿的这种突发灾难做个“天气预报”呢？答案是“很难”。猝死就像抵在生命之门上的手枪，谁都不知道扳机会在何时被叩响。但如果能做到以下几点，也就是美国儿科学会推荐的预防建议，就能大大降低宝宝发生婴儿猝死综合征的风险：

1. 让宝宝仰卧位睡觉，这是为保护宝宝所能做的最重要的一件事。还应该知道侧卧睡也不够安全，因为宝宝会很容易翻身变成趴着睡。

2. 仔细挑选宝宝的床上用品。让宝宝睡在稳固、平坦的床垫上，不要用枕头，床单要能绷紧床垫，别松松垮垮的。也不要在宝宝的床上和周围放绒毛玩具或其他柔软材料制成的床上用品，如毛毯、鸭绒被、棉被等。如果一定要给宝宝盖被子，就用一条薄毯子，只盖到宝宝胸部，其余三边卷到床垫下。也可以使用专门为婴儿设计的不会盖住头部的睡袋。

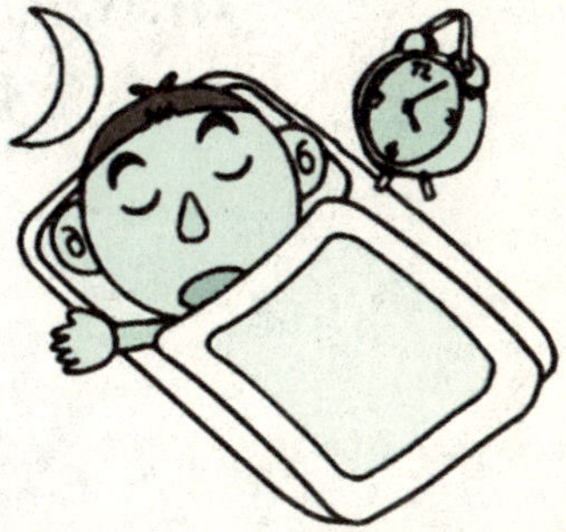

3. 怀孕期间不要吸烟，宝宝出生后绝对不要在他的身边或他的房间里吸烟。

4. 建议让宝宝单独睡觉，但不应和看护人员远离。建议给宝宝使用婴儿床，放在父母的床边，便于哺乳并照顾宝宝。不要让宝宝和其他儿童或幼儿共用一张床，成人也不要与宝宝同睡在长椅或扶手椅上。

5. 在宝宝小睡或睡觉时可考虑使用安抚奶嘴，如果宝宝拒绝则不要强求。需要注意的是安抚奶嘴必须经常消毒并定期更换，不要在安抚奶嘴上涂抹任何甜味液体，母乳喂养的宝宝满月后才可考虑使用，以保证母乳喂养的顺利进行。

6. 让宝宝在温度舒适的环境中，穿轻便的衣服睡觉，避免宝宝的房间过热、睡袋或包被裹得太紧。

7. 在宝宝清醒有人看护时，应将宝宝放置为俯卧位一段时间，多做爬行运动，这样可以将宝宝因仰卧位睡觉造成扁平头的危险降到最小，还会促进宝宝运动功能的发育。

8. 不推荐给宝宝使用广告宣传的多种维持婴儿睡姿或减少复吸危险的装置。

9. 使用家庭监护仪，以降低婴儿猝死综合征的发生。

10. 坚持让宝宝仰卧位睡觉，应对护理者（宝宝看护人员、祖父母、养父母、保姆）进行深入教育，进一步强调安全睡眠环境的多个特征。

或许唯有此，才能让这致命的“静默杀手”远离，让生命的蓓蕾绽放芬芳！

小小婴儿生命弱　需防睡眠把命夺
提高警惕多预防　生命蓓蕾绽芬芳

（米国琳）

天生会跳舞的“小奥运”

——良性新生儿睡眠抽动

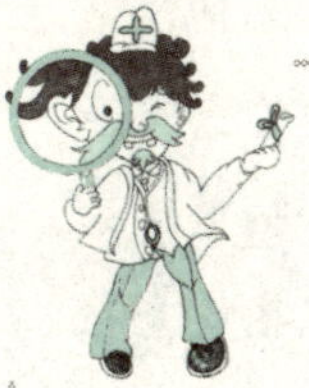

案例回放

2008年8月8日这一天值得全世界中华儿女骄傲，而对小郑夫妇来说更是个极其特殊的日子，因为他们盼望已久的孩子终于呱呱坠地了，爷爷激动地给宝宝取名“奥运”。小奥运是全家的掌上明珠，一家人都围着他快乐地忙碌着。可是，才过了2周，小郑全家就陷入了乌云密布的气氛之中，仿佛世界末日来临，只有小奥运依然用美妙的啼哭声宣告着他的存在，不时睁开那水晶般清澈的眼睛环顾四周。小郑家到底出了什么事呢？

原来还是和全家的掌上明珠有关。小郑夫妇发现当小奥运睡觉的时候，手脚会猛地抽动四五下，尤其胳膊和手比较明显，几秒钟就过去了。刚开始的时候，小郑还和妻子开玩笑说：“你看，咱们儿子天生会跳舞啊！长大了一定让他学跳舞！”可是接连几天只要小奥运睡着了就会重复出现这种抽动，持续约10分钟。如果睡着的时候突然听到声音也会出现这种动作，像是被吓了一跳。这时，小郑夫妇才开始着急了，匆匆忙忙地把小奥运带到了医院。

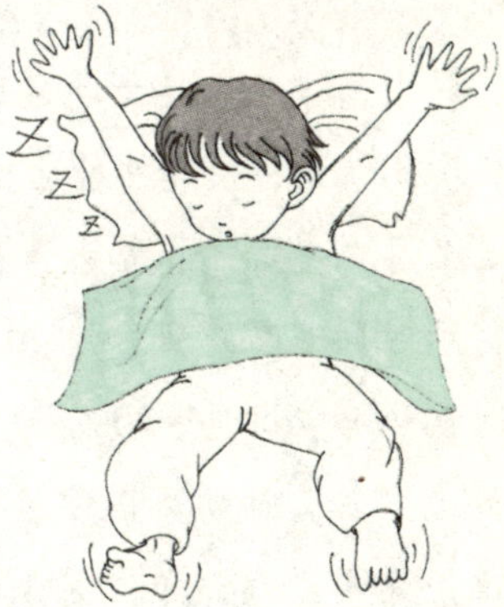

接诊的儿科医生详细询问后，了解到小郑妻子孕期一直很健康，小奥运也是足月顺产，出生体重3.8公斤，接生时检查一切正常。抽动出现后和原来一样能吃、能拉、能睡。在医生的建议下家人为小奥运办理了住院手续，进行了化验、心电图、脑电图等一系列检查，都没有异常发现，但小奥运在睡眠中依然会出现抽动。第二天医生告诉小奥运的家人他得了“癫痫”，也就是俗称的“羊角风”。全家人感觉天塌下一般，无法接受，但也只能面对，同意小奥运接受抗癫痫药物治疗。可是经过数天的治疗，抽动没有丝毫减轻，反而有加重的趋势，而且由于药物的原因，小奥运整天睡得迷迷糊糊的，很少能听到他清澈的啼哭声了。全家人急得像热锅上的蚂蚁，医生也感到疑惑，安排了全院会诊，对小奥运又进行了进一步的检查。24小时录像脑电图监测显示脑电图活动正常，没有发现异常放电；颅脑磁共振检查也显示正常；多导睡眠图检查证实有发作性的肌肉活动，主要出现在非快速眼动睡眠（安静睡眠）期间；护士也观察到抽动只是在昏昏欲睡和睡着时发生，抽动时小奥运没有面部的异常和皮肤颜色的变化，监测心率、血压、呼吸也都正常，而醒着的时候从来没有发生过抽动。于是睡眠专家考虑小奥运是得了“良性新生儿睡眠抽动”。这又是一种什么疾病呢？

顾名思义，良性新生儿睡眠抽动是指新生儿在安静睡眠期间发生的肢体和躯干肌肉不协调、快速的抽动样跳动，又称为良性新生儿睡眠性肌阵挛。患儿在出生后1个月内发病，最常见于第1～2周。肌肉抽动常常是一连串出现4～5次，每次持续时间非常短暂，为40～300毫秒。频率大约是每秒钟一次，一次发作的持续时间一般为10～20分钟，极少数可持续数十分钟。抽动可以发生在身体的任何部位，最常累及四肢，且上肢（主要为前臂和手）较下肢多见，也可累及足、面部、躯干或腹部肌肉。抽动可为双侧、局部或多灶性，多数部位不固定，有节律或无节律。每个患病新生儿肌肉运动的方式可能

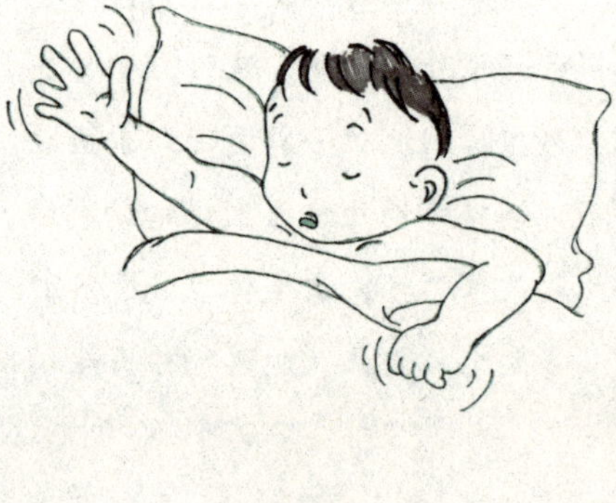

不同，可以表现为屈曲、伸直、外展或内收。多数出现在安静睡眠期，活动睡眠期少见（关于睡眠的分期其他章节已有详细介绍，本文不再赘述），但清醒期从不出现抽动症状。有时可因声音或晃动婴儿等外界刺激诱发，而通过安抚抽动的肢体或重新摆放体位可以终止抽动。神经系统检查及脑电图正常。偶有家族史。

1982 年 Coulter 和 Allen 两位医生首次对此病进行了描述，至今还不到 30 年。国内还未见到类似的病例报道。2010 年瑞士的一名儿科医生对全球的文献进行了检索，也只是报道了 216 例患儿。虽然此病的发病率和病因目前未见到确切报道，但专家们认为这种疾病在新生儿中较为普遍，只是未被医生们识别。曾有 2 篇国外文献中提到每 1000 个新生儿可能有 0.8 ~ 3 个患儿，也有医生推测此病可能与脑干网状结构或 5- 羟色胺系统发育不成熟有关，但都未得到共识。看来国内的同仁们还有机会继续探索，争取早日揭开它的面纱，或许并不是那么神秘。

虽然还没有完全弄明白此病的来龙去脉，但我们一样可以乐观地对待它。因为此病是一种良性疾病，病程为自限性的，预后良好，不需要治疗，可仅存几天或数月，一般在 3 ~ 4 个月内自然消失，几乎所有的患儿在 1 岁前均消失。而且让父母们更放心的是此病不会影响婴儿的生长发育和生理活动，不遗留任何后遗症。

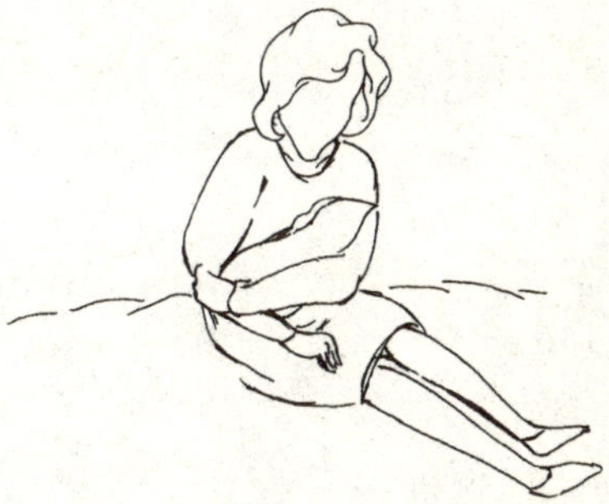

小奥运全家终于拨开云雾见晴天。医生为小奥运停用了所有的药物治疗，详细向小郑夫妇解释了此病的特征和注意事项，并交代通过简单的方法就可以有效帮助宝宝停止抽动，如给宝宝换尿布、将宝宝叫醒或轻轻安抚宝宝抽动的肢体。果然，回家后 3 个月小奥运的抽动消失了，小郑夫妇再也看不到宝宝睡眠时“跳舞”了。

我想最后再赘述几句，良性新生儿睡眠抽动极易误诊为新生儿癫痫，新生儿癫痫与窒息、感染或代谢异常有关，脑电图可发现异常放电。所以，要提高对良性新生儿睡眠抽动的识别，以免因误诊为癫痫，给婴儿带来不必要的检查和治疗，也给家长们带来不必要的焦虑和担心。

宝宝睡觉会跳舞　父母担心很辛苦
无需药物和治疗　消除诱因轻安抚

（米国琳）

谁动了我的面包

——睡吃症

很多人都读过一本叫做《谁动了我的奶酪》的励志书，里面讲述了我们如何随着变化而变化。这本书曾是世界最畅销的书之一。我们这篇文章的题目似乎与这本书的名字有些相似，但却有着完全不同的故事。

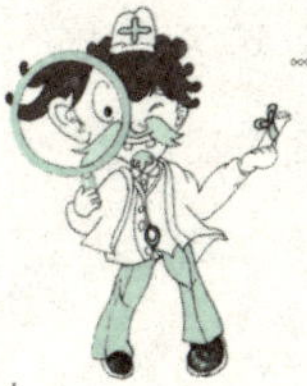

案例回放

小王是一个刚刚毕业的女大学生，今年23岁，毕业后留在北京从事IT工作。因为刚参加工作没有太多积蓄，再加上近年来北京居高不下的房价，小王无力购买自己的住房。小王便和同事小刘一起在单位附近租了一套小两居，两人各住一间，共用客厅的冰箱等设备。小王与小刘关系一直挺好的，两人下班后经常一起逛街、吃饭等。但最近发生了一件怪事情，让小王对小刘产生了不满。

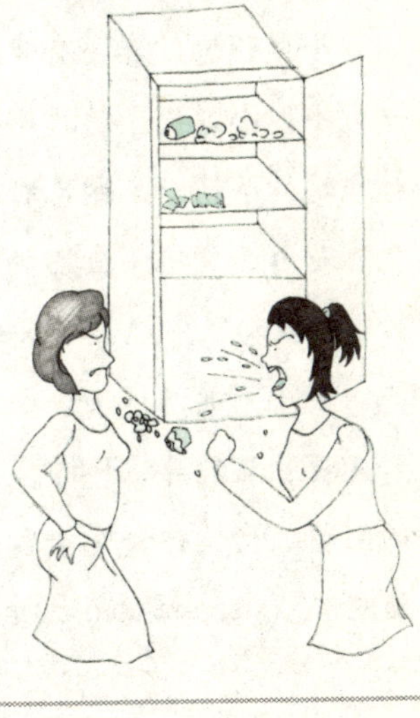

小王经常买一些面包放在冰箱里当作自己第二天的早饭，但这两天小王早晨起床后打开冰箱却找不到自己的面包了。这让小王感到很困惑，心想：是谁动了我的面包呢？因为这个房子里只有小王和小刘两个人住，所以小王怀疑是不是小刘把自己买的面包给吃掉了。因为两人关系一直很好，而且小王最近早晨起来并不感到饥饿、没有想吃早饭的感觉，所以小王并没有找小刘理论面包的事情。但第三天早晨小王的面包又“不翼而飞”了。俗话说

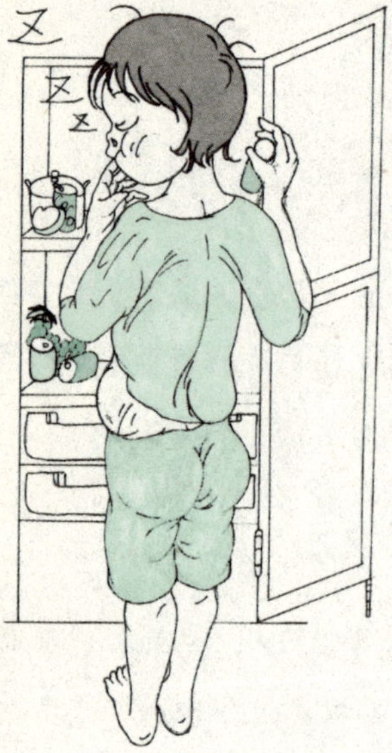

“事不过三”，这次小王再也按捺不住心中的怒气了，于是直接找小刘质问是不是吃了自己的面包。小刘感到莫名其妙，因为自己喜欢睡懒觉，从来没有吃早饭的习惯。听到小刘的解释后，小王更加生气，心想“吃了我的面包还不承认”。于是两人为此吵了一架。

这天晚上，小刘辗转难眠，躺在床上三个多小时还没有睡着，脑子里一直闪现着与小王吵架的情形。这时小刘突然听到客厅里有人走动的声音。小刘心想这难道就是偷吃小王面包的“贼”？于是小刘穿上衣服小心翼翼地想去客厅看个究竟。可这一看却让小刘感到无比的惊讶！透过冰箱里发出的微弱的灯光，小刘发现小王正站在冰箱前大口大口地吃面包。小刘打开客厅的灯并呼唤小王的名字，小王竟然没有任何反应。小刘感到非常奇怪，于是用手机将小王站在冰箱前吃面包的过程拍摄了下来。没有几分钟的时间，小王便将面包吃了个精光，并踉踉跄跄地回到床上继续睡觉，似乎并没有觉察到小刘的存在。

小刘顿感欣喜，有了这个录像，自己的“冤屈”就可以被洗刷了。第二天一大早，小刘便主动找小王说了昨晚发生的事情。开始小王并不相信，因为她对昨晚的事情一点印象都没有。但看完小刘手机上的录像后，小王才不得不信竟然是自己偷吃了自己的面包。误会解除了，小王和小刘又重归于好。但小王对自己在睡眠中起来吃东西之事感到十分奇怪，担心自己是不是得了什么怪病。

在小刘的陪伴下，小王到医院做了很多检查，比如脑部的磁共振等，但均未发现明显的异常。综合医院的医生建议小王到精神科看看是不是有精神方面的问题。到精神科就诊后，医生考虑小王是患了一种罕见的睡眠相关疾病——睡吃症（sleep-related eating disorder）。

睡吃症好发于22岁至29岁，大部分患者为女性。该病可以单独出现，也可与梦游症、不安腿综合征、睡眠呼吸暂停综合征相关的运动障碍伴随出现。目前该病病因尚不清楚，有报道称服用苯二氮䓬类药物、唑吡坦、选择性5-羟色胺再摄取抑制剂类抗抑郁药可能会诱发该病，也有研究发现突然戒烟、戒酒或急性应激也可能导致该病发生。

该病主要表现为夜间睡眠期间反复起来强制性进食。进食时患者意识处于模糊状态或半清醒状态，第二天醒后患者对进食之事无法回忆，或者仅有少量模糊印象。患者发病期间，周围人难以将患者唤醒。如果患者在发病期间被唤醒，则容易表现为烦躁不安，甚至出现发脾气、摔东西的行为。该病本身并无太大危险，因为患者进食期间能够顺利避开障碍物，而且很少会摔倒或者被划伤。但是患者夜间进食期间往往对食物不能区分，而且是强制性地进食，根本不管食物是生是熟。很多患者在发病期间甚至进食生肉或者一些有毒物质，这会导致患者出现很多胃肠道症状，如腹胀、腹泻、恶心、呕吐、食欲下降等。有些患者在发病期间喜欢食用含糖量较高的食物，再加上如果夜间进食次数较多，很容易导致患者体重急剧增加，最终导致过度肥胖。该病很少会影响患者的睡眠，仅有少数患者因为夜间觉醒及进食次数太多而影响睡眠质量。当然，就像前文所提及的案例，该病还可能会导致人际关系的问题。所以当我们的“面包”经常被“动”时，我们不应首先怀疑我们的室友偷了自己的东西，而应该小心自己是不是也像小王一样患了“睡吃症”。

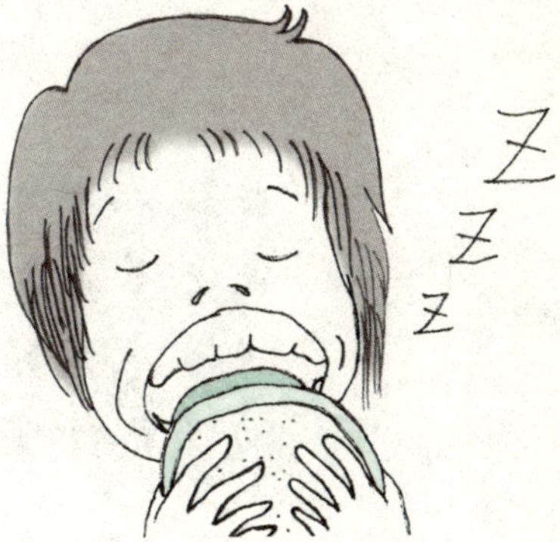

很多人有晚上睡醒后起来进食的习惯，那这些人是不是患上了“睡吃症”呢？其实这些人并不是睡吃症，而是“夜吃症”。所谓夜吃症（nocturnal eating syndrome），是指患者在睡眠中反复觉醒，觉醒后患者意识是清楚的，接下来发生的事情患者第二天能够完全回忆。觉醒后患者感觉必须进食，甚至有饥饿的感觉，如果不吃东西就感到难受，只有吃完东西才能继续入睡。而睡吃症的患者在发病期间意识并不清楚或者不完全清楚，醒后无法清楚回忆自己的进食行为。而且睡吃症的患者夜间起来进食并不是因为饥饿。有时睡吃症患者在发生夜间进食行为时，可能会伴随着与食物有关的梦境。

对于该病的治疗，目前没有特效的治疗方法。至于药物治疗，不建议使用大量苯二氮䓬类镇静睡眠药，因为该类药物容易诱发睡吃症。可以在医生指导下，服用一些非苯二氮䓬类的促眠药，帮助患者减少夜间觉醒次数。除了药物治疗以外，患者保持良好的心情，避免心理压力过大也很重要。如果经过以上治疗，症状仍然无法缓解，我们可以调整一下居住环境，尽量降低该病带来的负面影响。如房间内尽量不存放生肉、有毒物质等不宜食用的物品，或者可以减少存放的食物量，避免大量进食后的过度肥胖。当然，也有的患者将自己的卧室上锁，使自己无法接触到食物，从而避免该病的负面影响。这也不失为一种没有办法的办法。

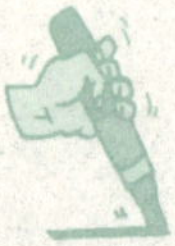

黄粱一梦梦黄粱　睡中进食醒来忘
患者多是妙龄女　白日腹胀又发胖
防治先需睡得香　身心放松是保障
助眠药物宜慎用　有害食品应谨藏

（孙　伟）

奇怪的“呼噜”

——夜间呻吟

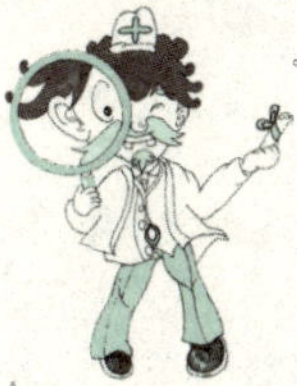

案例回放

李先生今年30岁，在一家外企工作，是业务主管。因为平时工作比较繁忙，一直没能顾得上自己的婚姻问题。直到今年才与交往了四年多的女朋友领了结婚证并办了婚礼。新婚之夜，妻子发现丈夫有个很奇怪的现象——打呼噜，并且这个“呼噜”还很与众不同。在女人心目中，男人的呼噜应该是震耳欲聋，而丈夫的“呼噜”却像小桥流水。呼噜声不大，而且似乎是在“呻吟”。李先生的妻子在大学期间曾读过一些心理学方面的书籍。书上说如果一个人平时太压抑而又不善于表达，那么这些冲突就会被压抑在潜意识里面，并且会在催眠状态下发泄出来。妻子暗中分析，难道丈夫在工作或生活中受到太多的委屈？这难道是潜意识里压抑的冲突的发泄？

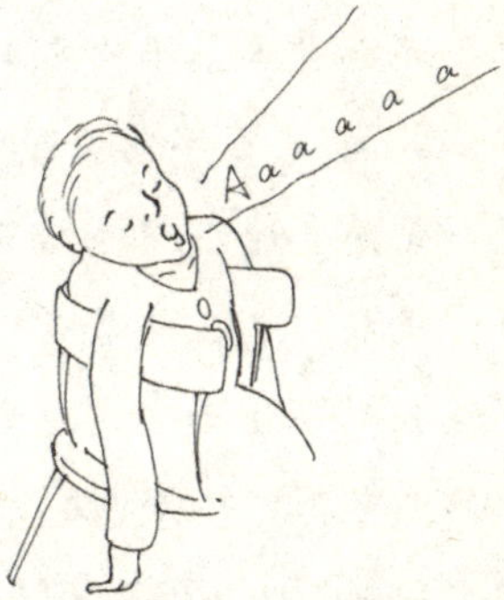

第二天早晨，妻子很关心地询问丈夫的工作、生活情况。丈夫工作很顺利，和领导及同事的关系也很融洽，生活也很顺心，没有什么不愉快的事情。看来妻子的推断是不成立的。接下来的几天晚上，丈夫依然有这种奇怪的“呼噜”。而妻子睡眠比较浅，经常被丈夫的“呼噜”吵醒。当妻子把打“呼噜”之事告诉李先生时，李先生也感到很奇怪，尤其是对自己像呻吟一般的“呼噜”声感到惊讶。

夫妻两人对这奇怪的“呼噜”都很担心，于是一起去医院检查，以排除是否有严重的躯体疾病。两人先是去耳鼻喉科就诊，看看鼻腔或者咽喉部是不是长了什么东西。经过耳鼻喉科专家的详细检查，并未发现鼻腔、咽部异常，甚至喉镜检查也没有发现什么问题。随后李先生去了呼吸内科，并在那里做了相关检查，也没有发现什么问题。最后李先生去了神经内科，做了全面的神经系统检查，并做了脑部的CT检查。所有检查结果都是正常的。而且耳鼻喉科、呼吸内科以及神经内科的医生以前都没有见过类似的病例。

李先生夫妻俩捧着一大堆的检查结果，心里是喜忧参半。喜在各项检查都没发现什么问题，忧在为什么“呼噜”像呻吟一般。难道李先生真的是“无病呻吟”吗?

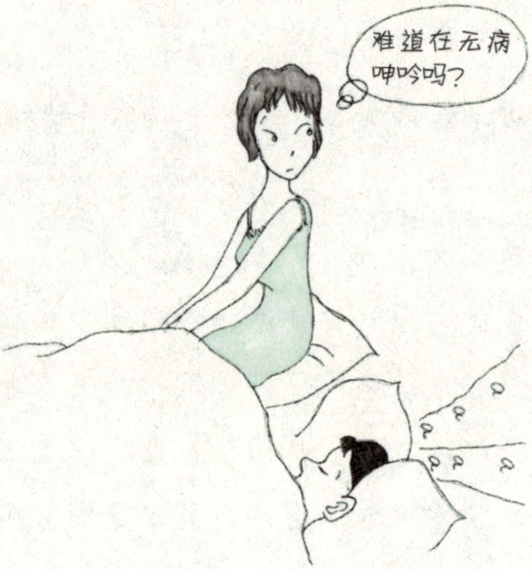

在这里插上一些有关无病呻吟的解释。无病呻吟最早出自宋代辛弃疾《临江仙》词:“百年光景百年心，更欢须叹息，无病也呻吟。”呻吟是指病痛时的低哼。没病却也在痛苦呻吟。比喻没有值得忧伤的事情而叹息感慨。也比喻文艺作品没有真实感情、装腔作势。无病呻吟一直被用作贬义词。我们看到李先生这个案例，也真的要替“无病呻吟”来平反了。至于为什么要为其平反，且看下面的分解。

在神经内科医生的建议下，李先生到了精神科的睡眠专业门诊就诊。睡眠专业门诊的医生详细询问了李先生的情况，并为李先生做了多导睡眠脑电图。最终，医生考虑李先生得了一种非常罕见的疾病，即夜间呻吟。

夜间呻吟（nocturnal groaning, catathrenia）又称为吐气性呻吟，其典型表现为晚上睡觉时出现吐气性的呻吟，症状多在下半夜出现，常起病于青春期或者成年早期。夜间呻吟好发于快速眼动期睡眠，表现为患者在一个深吸气后紧接着出现一个延长的吐气。当出现延长吐气的同时，患者会发出一种单调的声音，而这个单调的声音与呻吟声极为相似，故将其命名为“夜间呻吟”。

夜间呻吟的患者的躯体检查、神经系统检查、耳鼻喉科检查以及一些辅助检查均无明显异常。患者出现症状时没有任何呼吸困难的表现或任何痛苦表情。即使是很专业的多导睡眠脑电图检查也未能发现重大异常，患者的睡眠结构基本上没有什么改变，也很少有患者抱怨自己的睡眠质量受到影响。

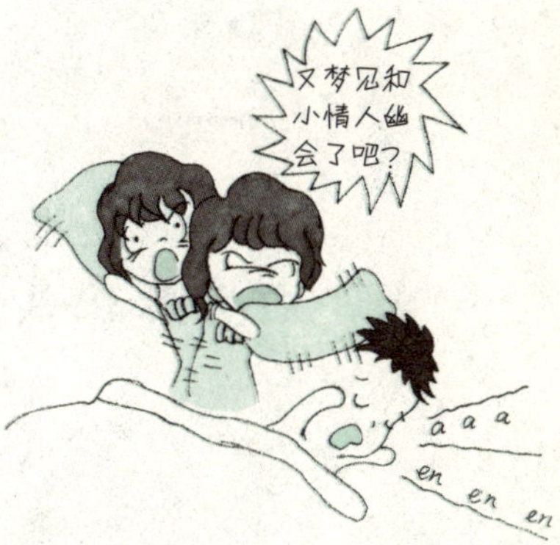

又梦见和
小情人幽
会了吧？
a a a
en
en
en

从目前的医学水平来看，我们确实没有发现“夜间呻吟”作为一种疾病的客观证据。因此，我们现在可以说夜间呻吟确实是“无病呻吟”。虽然现在在夜间呻吟的患者身上还没有找到疾病的证据，但患者夜间睡眠期间确实会控制不住地出现“呻吟”，他们并不是“无病呻吟”这个词所解释的那样——“没有值得忧伤的事情而叹息感慨”。因此从这个角度来讲，我们要为“无病呻吟”平反，不能一直把“无病呻吟”作为贬义词而将其解释为“没有真实感情、装腔作势”。

言归正传，我们继续讨论夜间呻吟。第一例夜间呻吟患者是在 1983 年被报道的。从那以后，文献中陆续出现了几十例类似病例。Kannan Ramar 等人对该病进行了比较深入的研究，并为患者做了多导睡眠脑电图检查。在该项研究中，研究者发现患者在快速眼动睡眠期出现一次深吸气，随后出现一次延长的呼气并伴有呻吟声。同时发现患者存在反复的阵发性呼吸缓慢，约持续 2 秒到 49 秒的时间，每隔 2 分钟到 1 个小时重复发生一次。夜间呻吟发生时，患者心率及血压轻微下降，不过血氧浓度仍维持正常，并且没有出现心律失常。患者的呻吟声总是在患者出现叹息或鼻息声后停止，随后伴随心率及血压的反跳。另外，伴随或不伴随睡姿改变的脑波唤醒，经常会结束呻吟的发作。

夜间呻吟主要应与以下两种疾病相鉴别：

1. 打呼噜：就像本文中的李先生夫妻俩一样，很多人容易将该病误以为是打呼噜。其实这两个病非常容易鉴别。打呼噜是吸气时气流震动鼻咽软组织而产生的声音，多见于吸气时发生。而夜间呻吟是在患者呼气时发出声音。

2. 梦游：患者梦游时通常会讲出一些话或者字，而不是单音调的声音。

是病非病尤未定　睡时吐气伴呻吟
打呼应在吸气时　梦游说话非单音

（孙　伟）

尿床的困惑

——夜间特发性癫痫

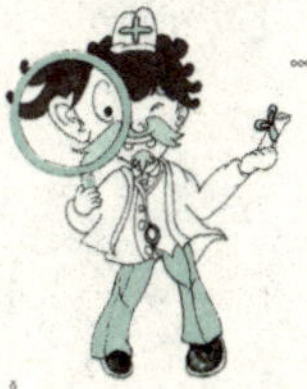

案例回放

小唐是一个22岁的男孩，从小到大学习都非常刻苦，而且成绩也很优秀。大学期间学习财会专业，今年大学毕业，毕业后来北京找了一份会计工作。因为小唐所在单位没有集体宿舍，他只好自己租了一间非常小的房子暂为栖身之处。

由于刚刚参加工作，小唐对业务还不太熟练，于是经常会加班，而且晚上睡觉也比较晚。有一天早晨起床后，小唐浑身酸痛，并惊奇地发现自己的床单湿漉漉的。小唐心想这是怎么回事儿呢？难道是自己尿床了吗？自从小唐记事起，他就从来没有尿过床。难道是昨晚打瞌睡时打翻了水杯把水洒到了床上？小唐心中充满了困惑，但很肯定地认为不是自己尿床。

接下来的几天，小唐睡觉前把所有带水的物品都放得远远的，这样就可以排除不小心把水洒到床上的可能性。在这几天里，小唐未再发现床单被弄湿的现象，只是感觉全身有些酸痛。小唐分析浑身酸痛可能是自己最近太劳累的缘故，也就没有把它放在心上。

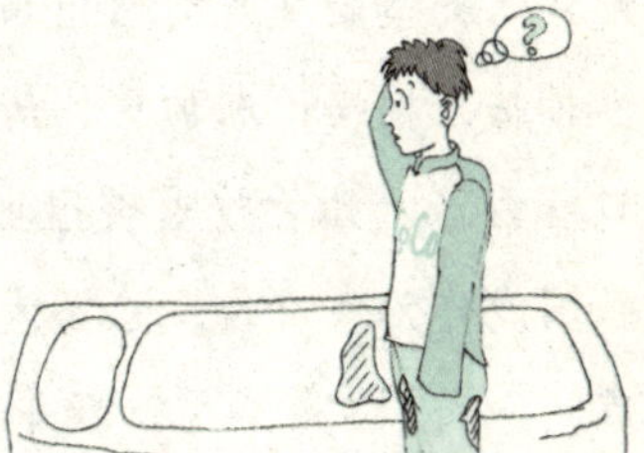

可是过了十几天，同样的事情再次发生。床单是湿的，而且小唐也感觉浑身酸软。因为睡觉前小唐清楚地记得把带水的物品都放得很远，所以可以排除不小心把水洒到床上的可能。这次小唐很有把握地推测是自己尿床了。虽然很不情愿面对这个现实，但小唐还是努力地去想为什么自己年龄这么大了还尿床呢？小唐在读大学期间，曾经听一个同宿舍的同学说：“梦中尿急到处找厕所，最后终于找到厕所解了小便，醒后才发现尿了床。”可小唐没有做过类似的梦！还有为什么每次尿床后都感到浑身酸软呢？经常在电视上听到广告说“腰膝酸软是‘肾虚’的表现”，小唐心想难道自己是“肾虚”了？因为对自己年龄这么大了还尿床感到害羞，所以小唐没有去医院看医生，而是自己到药店买了一些治疗“肾虚”的中药。吃了十几天中药以后，好像没什么效果，症状再次出现，而且这次除了尿床、浑身酸痛两个问题以外，又加上了口中有陈旧血痂的表现。

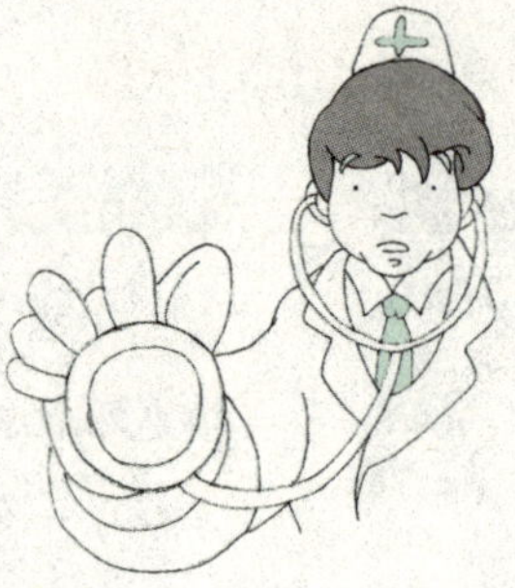

小唐越想越害怕，最终还是决定去医院看看。经过几个科室医生的仔细询问和检查，最终神经科医生确诊小唐患上了“夜间特发性癫痫”。

要弄清楚什么是“夜间特发性癫痫”，我们首先要知道“癫痫”的概念。癫痫（epilepsy）俗称“羊角风”，约70%的癫痫患者起病于青春期，无明显的性别差异。其发作时典型表现是突然出现意识丧失、全身肌肉强直、呼吸停顿，数秒钟后有阵挛性抽搐，抽搐逐渐加重，历时数十秒钟后抽搐停止、呼吸恢复，癫痫发作时常伴有口吐白沫（如舌被咬破出现血沫），部分患者有大、小便失禁。我们称这种典型的癫痫发作为大发作。除了大发作以外，还有小发作（有意识丧失，但无全身痉挛现象）、局限性发作（抽搐并未累及全部的四肢，可为一侧口角、手指或足趾的发作性抽动）等分类。它是由大脑神经元突发性异常放电所导致的短暂的大脑功能障碍的一种慢性疾病。

夜间特发性癫痫（sleep-related epilepsy）是癫痫的一种特殊形式，约占癫痫总数的25%。睡眠可以激活潜在的癫痫脑电活动和癫痫发作。任何类型的癫痫发作都可能会出现在睡眠期间，但某些类型的癫痫发作，如大发作和局限性发作更有可能发生在睡眠中。夜间特发性癫痫很少会影响到患者的睡眠，除非发作频率非常高，所以患者很少会有失眠的抱怨。而大部分患者往往是因为尿失禁（像小唐那样的尿床）、睡眠中全身抽搐（这可以解释小唐醒来后的全身酸痛）或者咬破舌头或口腔黏膜等原因就诊。

如果想要确诊夜间特发性癫痫，多导睡眠脑电图检查是最好的检查方法。对于典型的癫痫大发作的间歇期，脑电图上可以看到双侧同步的棘波、慢波或棘-慢复合波。癫痫大发作时可检测到波幅较大的棘波，随后是棘波和慢波交替出现，最后脑电图恢复平坦。非快速眼动期睡眠是大脑神经元异常放电的激发因素，而快速眼动期睡眠可以抑制异常放电的频率。因而夜间特发性癫痫多发生于非快速眼动期。除了要做多导睡眠脑电图检查以外，脑部的影像学检查，如头颅 CT 或磁共振也很必要，这样可以排除脑结构异常所导致的癫痫发作的可能性。

因为夜间特发性癫痫常有尿床的表现，所以要和原发性尿床（sleep enuresis）相鉴别。前者除了尿床以外，还有肢体抽搐、呼吸停顿、口吐白沫（或血沫）等症状。如果患者一人居住，则肢体抽搐、口吐白沫等不易被发现，那么脑电图异常就是两者鉴别的主要依据。除此以外，该病也要与夜间自动行为，如睡行症（sleep walking）等疾病相鉴别。

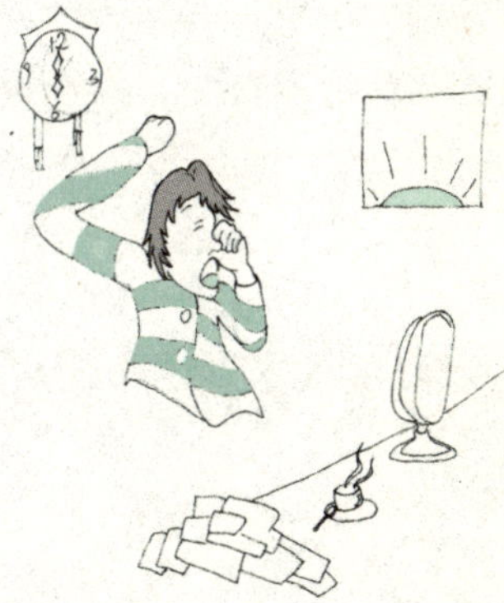

夜间特发性癫痫往往有很多并发症，如吸入性肺炎、四肢骨折、椎体压缩、口舌咬伤、肺水肿等，严重者可以突然死亡。而且该病不像梦魇、夜惊等自限性疾病那样可以自愈，如果不治疗该病会呈现反复发作的趋势。因此该病应给予及时、系统、科学的治疗。

治疗该病主要以抗癫痫药物为主。目前最常选用的药物包括传统抗癫痫药中的卡马西平、丙戊酸钠等，以及新型抗癫痫药中的拉莫三嗪、托吡酯、奥卡西平等。苯二氮䓬类药物（如地西泮、氯硝西泮等）也有很好的抗癫痫效果。因为每种药物都有各自的特点，所以一定要在医生指导下使用，以便取得最佳疗效。除了药物治疗以外，规律作息、避免熬夜和疲劳、放松心情对该病的治疗也有非常重要的作用。经过系统、科学、全面的治疗，大部分夜间特发性癫痫患者的病情可以得到很好的控制。

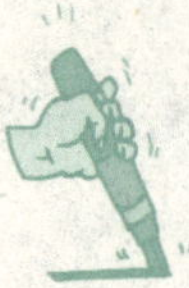

癫痫亦可在夜间　若不频繁不扰眠
醒来尿床肢体痛　口腔破损亦常见
此病发作有风险　及时用药是关键
作息规律莫疲劳　系统治疗效果显

（孙　伟）

打呼噜就睡得香吗？

——阻塞性睡眠呼吸暂停综合征

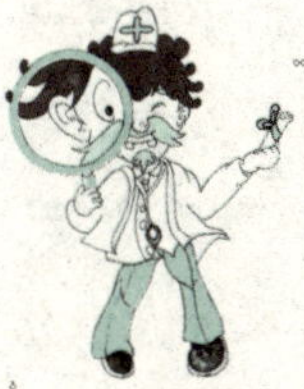

案例回放

赵先生今年 56 岁，是一名厨师，能做一手好菜，去年退休在家，主要为老伴和女儿做饭。或许是因为近水楼台先得月，赵先生经常能够吃到可口的美味，所以他的体重明显超重。他身高一米六，而体重却有 250 多斤。他的一条腿比别人的腰还要粗。除了明显的肥胖以外，最近一年赵先生的呼噜声越来越大，而且总感觉睡眠差。赵先生的家人对此非常不理解，他们认为只要打呼噜，就说明睡着了，而且呼噜声越大就说明睡得越香。真的是打呼噜就睡得香吗？赵先生却有着相反的感受。这一年来由于赵先生睡觉时打呼噜越来越明显，声音非常响亮，甚至是“鼾声如雷”，严重影响了老伴的睡眠，这使得老伴非常苦恼。为此夫妻俩现在分屋而睡。而赵先生虽然打呼噜，但总感觉晚上睡得不好，而且白天非常困倦，什么事情也做不了。家人认为赵先生是以睡眠不好为借口来偷懒，根本就没考虑是病的问题。甚至家人将赵先生晚上睡觉时的呼噜声用录音机录制下来放给赵先生听，以证明他“睡好了”。

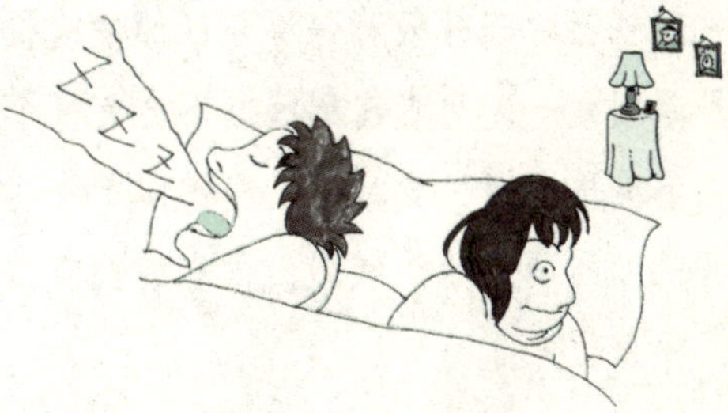

可是赵先生的情况越来越糟糕，白天嗜睡越来越严重，甚至有时候站着就能睡着，最严重的一次是骑着自行车就睡着了，结果将脸摔破了。这次赵先生和家人才意识到问题的严重性。于是开始到处求治。最终医生考虑赵先生得了阻塞性睡眠呼吸暂停综合征，并为其做了多导睡眠脑电图检查。检查结果证实了医生的诊断。

阻塞性睡眠呼吸暂停综合征（obstructive sleep apnea syndrome，OSAS）多见于40～60岁的肥胖者，男性多于女性，其中女性在更年期后更容易出现。该病的主要原因是上呼吸道的狭窄、阻塞，并由此导致血氧饱和度的下降。在临床上主要表现为：打呼噜、睡眠中呼吸暂停、白天嗜睡等。睡眠中打呼噜是阻塞性睡眠呼吸暂停综合征的特征性表现，而且该病的打呼噜和习惯性打呼噜的不同主要是音量大、响亮、不规则、时而间断等。打呼噜主要是空气通过口咽部时使软腭振动所引起。睡眠中呼吸暂停与打呼噜交替发生，打呼噜终止后出现呼吸暂停，持续十几秒至几十秒不等。呼吸暂停末期部分患者可被憋醒，并可出现令人十分恐惧的窒息感，这也往往成为患者就诊的主要原因之一。由于呼吸暂停和血氧饱和度的下降对夜间睡眠的干扰，患者频繁觉醒，大脑得不到充分休息，故其清晨起床后感觉头痛、头昏、疲乏、无力，并在白天出现嗜睡表现。患者可立即入睡，而且无法控制。有时患者会在开会时、与人交谈时入睡，甚至像赵先生那样在骑自行车时入睡而摔倒。

阻塞性睡眠呼吸暂停综合征的发病机制比较复杂，上呼吸道狭窄及其形态改变就是原因之一。患者清醒状态下会有一个或多个部位狭窄。临床上常见于鼻中隔偏曲、下鼻甲肥厚、鼻息肉、扁桃体肥大、下颌发育不良等疾病。睡眠时大脑对上呼吸道肌肉的调节功能减弱，原有的狭窄部位可发生完全或部分阻塞，导致出现打呼噜、呼吸暂停等。

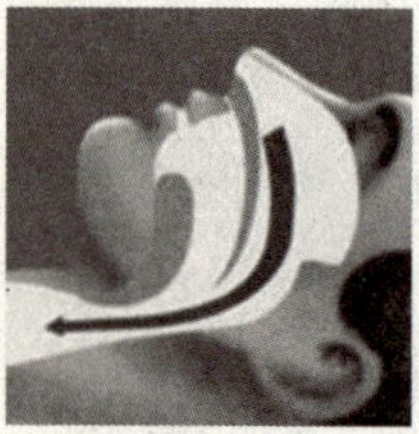
正常的呼吸：
气道通畅
空气流动自如

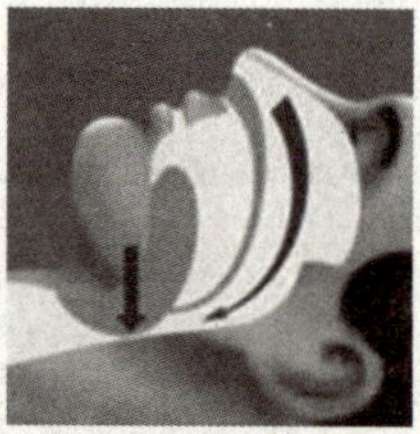
睡眠呼吸暂停：
气道遭塌陷堵塞
空气无法流动

多导睡眠脑电图检查是该病诊断最准确的方法之一，它不仅可以用来判断疾病的严重程度，而且还可以全面评估患者的睡眠结构、低血氧情况以及心电图、血压的变化。除此以外，还要做上呼吸道结构检查。最常用的是X线和鼻咽纤维镜检查，可以了解上呼吸道的解剖结构，明确气道阻塞的部位以及程度，以便选择恰当的治疗方案。

阻塞性睡眠呼吸暂停综合征对身体健康有很大的影响，是一种致死性疾病。该病容易并发心律失常、高血压甚至呼吸衰竭或猝死。据估计全世界每天有3000人死于该病。Thorpy对269例患者的随诊发现，7年内死亡43例，占患者总数的16%。所以一旦发现该病，应该给予积极的治疗。研究发现有效的治疗可以明显提高患者的生活质量、延长生命。

治疗可以分为手术治疗和非手术治疗。手术治疗的目的在于减轻和消除气道阻塞，防止气道软组织塌陷。至于选择什么样的手术方法，要根据患者气道阻塞部位、严重程度及全身情况来决定。手术治疗仅适用于少数极为严重的病例。大约仅有10%的患者适合进行手术治疗。

除了手术治疗以外，对于大部分的患者可以采取非手术治疗方法。最常用的方法是经鼻持续气道正压呼吸（nasal continuous positive airway pressure，nCPAP），是目前治疗该病最有效的非手术治疗方法。该疗法好比是在上呼吸道安装一个扩张器，可以防止吸气时软组织的塌陷，能单独作为一种疗法，也可和外科手术配合使用，是该病最基本的治疗方法。睡眠时佩戴专用矫治器可以扩大口咽及下咽部气道，以起到改善呼吸的作用，是治疗该病的重要辅助手段之一。

除了以上措施以外，控制体重、避免肥胖，睡觉采取侧卧位，限制烟酒量，避免过度劳累，适量运动、增强肺功能，避免服用会导致肌肉松弛的安眠、降压类药物等也是非常重要的。

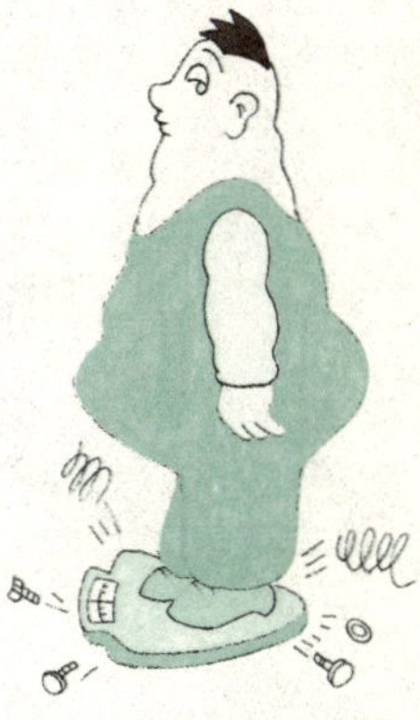

由此可见，夜间打呼噜并不一定表明睡觉香。我们要根据打呼噜的特点及早识别阻塞性睡眠呼吸暂停综合征。赵先生经过治疗，症状得到明显的改善，晚上睡觉时再也没有“鼾声如雷”了，而且与老伴又住在了同一个房间。更重要的是赵先生晚上睡眠质量改善，白天也不再嗜睡，又可以为家人烹制可口的美味了。一家人又过上了幸福的生活。

时而鼾声响如雷　时而屏息沉如水
夜眠常醒不解之　白日时时倒头睡
此症可致生命危　及时就医莫推诿
还应锻炼和减肥　睡眠宜取侧卧位

（孙　伟）

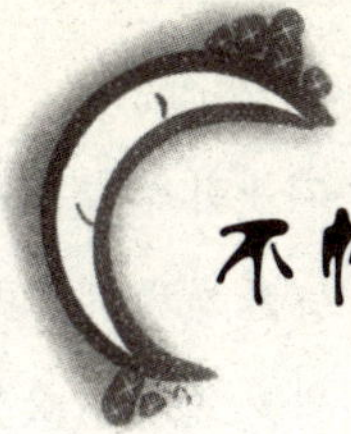

不怕睡不着就怕睡不醒

——发作性睡病

古人云“华山处士如容见，不觅仙方觅睡方”。可见失眠者古来已有，难怪贵为神仙的至尊宝也长夜漫漫无心睡眠。但是最近与“睡不着’相反的“睡不醒”开始受到我们的重视。可能有人要追问了：“常人无所重，惟睡乃为重”，所以失眠作为疾病得到了全社会的关注，可是“睡不醒”不就是多睡会儿，又能咋的了？我不是来和大家讨论“生前何必久睡，死后自会长眠”这种属于教师爷的问题，我要和大家交流的是不被大家所知的疾病——“睡不醒”。比如下面这位正和领导下着棋呢，嗨，睡着了。

《西游记》中描述过魏征斩龙的故事，话说盛唐年间泾河龙王犯了“天条”，罪该问斩，玉皇大帝托梦叫唐朝宰相魏征在第二天午时三刻监斩。泾河龙王为求活命，也托梦求唐太宗救他，唐太宗答应了。于是设计第二天邀请魏征下棋，希望挨过午时三刻，以救龙王一命。谁知将近午时三刻，正下着棋的魏征突然一头栽在棋桌上睡着了。唐太宗以为魏征太疲劳，也就任他睡下去没有叫醒他。不久魏征醒来，忙向唐太宗请罪，说他入睡后，即腾云驾雾到天上斩了龙王。

我们去除神话色彩部分，单说伴君如伴虎，刻刻要当心，可这魏征在领导面前说睡就睡，用我们现在的话说就是“有毛病”。

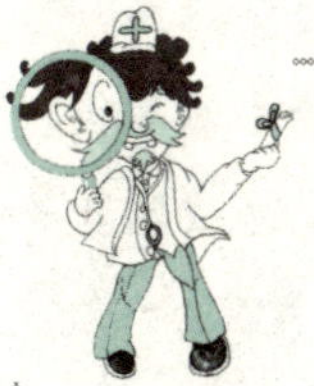

案例回放

一山15岁的时候，突然开始出现上课睡觉的现象，每节课均会发生，以早晨第1、2节最严重，一般持续10分钟左右，醒后自觉头脑清醒，但数十分钟后可再度入睡。经常为此被老师罚站，甚至在罚站过程中也能入睡。晚间放学回家后需马上睡半个小时后才能做家庭作业，且经常在写作业时睡着。最严重的一次是在初中毕业升学考试过程中睡着而影响了成绩。起初家长以为是孩子课业负担太重，后来发现其周末睡十几个小时后第二天仍犯困。另外，一山自发病后即出现夜间多梦，以噩梦为主，有时白天短暂睡眠过程中也会做梦。经常大喊大叫，在夜间惊醒。还常说看到房间里有动物出现，有时自觉有人在床边掀他的被子，偶尔听到有人在床边讲话。多在刚入睡半梦半醒时发生。早起刚醒时还经常出现想动动不了、想叫喊发不出声音的情况，由于意识清楚，感觉十分恐怖，多持续 1 ～ 2 分钟，如发作时有人触碰一下即可提前结束。一山自发病后 3 个月出现走路时双腿发软，间断发作，以双膝下跪感为突出表现，持续数秒钟即可自行缓解。病情逐渐发展，高兴及大笑时即浑身无力，严重时可摔倒在地。一山在家人的陪同下在当地医院多次检查都未发现异常，曾按“癫痫”病服用抗痫药物，摔倒的情况并无改善，但嗜睡却继续加重。升入高中后，由于课业负担加重，一山的嗜睡加重，性格内向，不愿与同学交往。发病后爱吃零食，体重明显增加。最近夜间早醒，常在凌晨两点左右醒来后，需半小时才能再入睡。

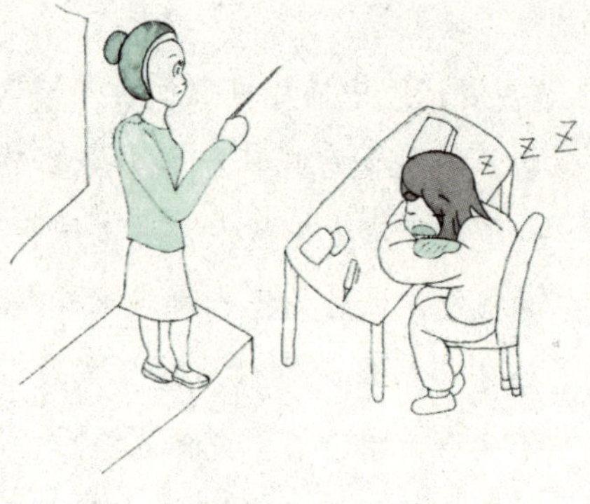

我不是你，但我懂你的痛。一山的痛是不知道自己到底怎么了。科学总结一般困意浓、睡不醒有三种解释，首先是睡眠不足，可是一山周末睡十几个小时后仍出现白天犯困的现象，且后来病情更为复杂；其次一山在短暂打盹后会觉得头脑更为清醒，这也打消了我们对阻塞性睡眠呼吸暂停综合征（俗称“打呼噜”）的怀疑；最后判断他可能是患了一种叫做“发作性睡病”的睡眠障碍。据统计，我国的发病率为 0.34%。中央电视台十套的《走进科学》栏目曾经报道过这个病，得了这种病

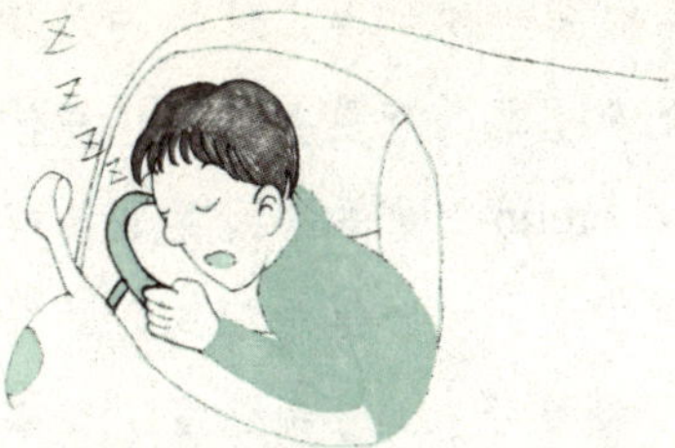

的人无论在做什么，无论什么时候，只要是困意一来马上闭上眼睛就能睡着，常常被戏称为“觉主”，有着“边走边睡”的“无敌睡功”。随着病情的发展还会出现摔倒。故发作性睡病还可分为伴猝倒型和无猝倒型。一山出现的“鬼压床”和魏征出现“腾云驾雾”的幻觉都是此病可能伴发的症状。

睡眠是一种艺术，谁也不能阻挡我们追求艺术的脚步。我们要想得到合理的睡眠就得好好了解这门艺术。从下面的图示可以看到，在正常睡眠中，人们首先会进入所谓的“非快速眼动睡眠”（NREM）阶段，睡眠也随之逐步加深。大约 90 分钟后，“快速眼动睡眠”（REM）才开始出现。正常人觉醒状态下不能直接进入 REM 睡眠，发作性睡病时，觉醒系统对 REM 系统的抑制作用减弱，致使睡眠周期紊乱及睡眠结构改变，患者入睡几分钟后，即开始 REM 睡眠，使正常情况下仅见于 REM 睡眠期的各种表现（做梦、麻痹）在觉醒状态下出现。那么控制 REM 睡眠的机制到底出现了什么问题呢？

这是个钥匙、锁和狗的问题。正常 REM 期睡眠有赖于脑干中缝核的 5- 羟色胺能神经元和蓝斑的去甲肾上腺素能神经元分别释放 5- 羟色胺和去甲肾上腺素来抑制。我们可以理解为脑干中这两个叫做中缝核和蓝斑的屋子里分别住着 5- 羟色胺和去甲肾上腺素这两条狗，只要狗放出去这人就别想睡好。而这狗屋的钥匙就掌握在下丘脑分泌素（Hypocretin）这位看屋人的手中，看屋人经常用 Hypocretin-1、

成年人睡眠分期示意图

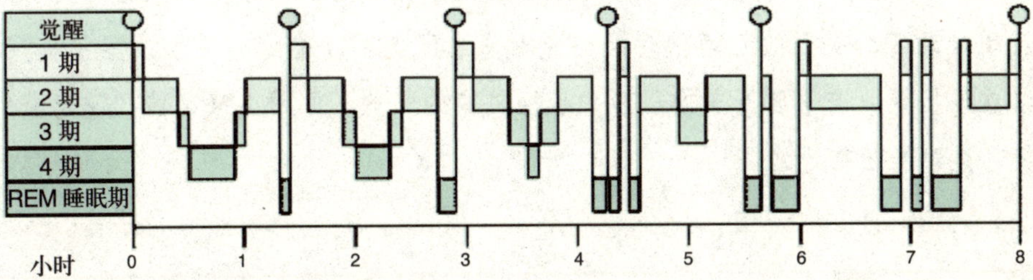

Hypocretin-2 两把钥匙打开“受体”这把锁，放出两条狗来吵吵免得人过早进入梦乡。因此这套 Hypocretin 系统对于维持觉醒和调节 REM 睡眠具有重要作用。发作性睡病的发生与 Hypocretin-2 受体基因失活有关。Hypocretin-2 受体基因可直接或间接抑制基底节前脑区的睡眠激活神经元。而临床研究发现，发作性睡病患儿脑脊液中 Hypocretin-1 含量明显降低。这很好理解：即 2 号锁坏了、1 号钥匙没了，哪个门都开不了，狗也出不来，调节 REM 睡眠的事就没狗管了。

一般认为下丘脑功能异常或下丘脑长了肿瘤、发生炎症和受到外伤等器质性病变时，本来就只有少量的能分泌下丘脑分泌素的脑细胞，就不能分泌“下丘脑分泌素”，人也就无法维持清醒状态而经常犯困。又因为 Hypocretin 系统除了调节睡眠，还参与了能量平衡、自主神经功能和一些神经内分泌功能的调节，因而多达 1/3 的患者有肥胖。且运用这一指标诊断发作性睡病的敏感性及特异性均达 90% 以上。将来，拟 Hypocretin 药物的出现将为该病的治疗提供新的途径。

万病不离其宗——基因，发作性睡病是睡眠基因学研究的热点。近十多年来免疫遗传学研究资料表明，98% 的患者携带 HLA-DR2/DQw1 基因，它被认为是目前标志所有人种发作性睡病的共同基因。也就是说此病有遗传性，患者的兄弟姐妹患此病的可能性会增加 60 倍。

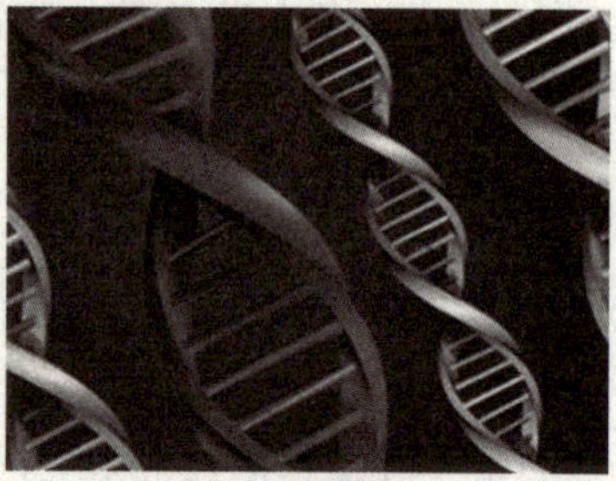

不要紧张，这是一种良性疾病，一般预后较好，通常持续多年后可缓解。疾病本身不直接引起严重后果，但由于发作性嗜睡可影响学习和工作。最重要的是养成良好的生活习惯，特别是午休对减轻嗜睡症状很有帮助。由于发作性睡病可引起心理及精神改变，必要的心理治疗及避免对患者取笑、歧视十分重要。症状较重者，建议在症状缓解前不要开车或从事危险性较高的职业。希望大家都能“睡起莞然成独笑，数声渔笛在沧浪”。

我笑别人失眠症　别人笑我睡不醒
再有幻觉入梦境　伴发猝倒步难行
鬼压床头不能动　我是害了什么病

（张朝辉）

今天你玩灵魂出窍了么？

——入睡期幻觉

在一些民间传说和神话影视剧中，经常会见到剧中角色有灵魂出窍的神奇经历。他们的魂魄能飘离他们的肉身上天、入地或与人打斗，而他们的身体却能或站或躺定在那里，魂离神不动。近来在风靡全球的好莱坞大片《阿凡达》中，整个剧情的发展都是由意识控制实验下的主人公杰克“灵魂出窍”再“灵魂附体”纳美人，在潘多拉的雨林中来演绎。数百年来，“灵魂出窍”现象一直让医生、科学家、宗教学家和业余研究者们为之着迷。

说来也很有趣，“灵魂出窍”的破解是科学家在一次偶然的研究过程中发现的。在几年前，瑞士洛桑理工学院神经学医生奥拉夫·布兰科在对一位43岁的癫痫患者进行常规检查，通过脑电图分析系统对患者进行检测。他将数十个微型电极植入患者脑部，每当一个电极开始发出电流刺激后，他都要询问患者的感觉并且观察其身体反应，来了解患者大脑各部分控制着什么样的功能。就在他对患者右脑颞叶部位的角回部分进行电刺激时（后来知道这个部位专门负责将视觉同身体的感觉融合在一起），患者突然体验到了“灵魂出窍”的感觉。接通电流时，患者说到：“我在天花板上，看着我的两条腿在下面。”而切断电流时，患者则说到：“我现在又回到了桌子上。刚才发生什么事了？”而当连续对患者的这个部位进行刺激时，患者每次都会产生那样的“体验”。

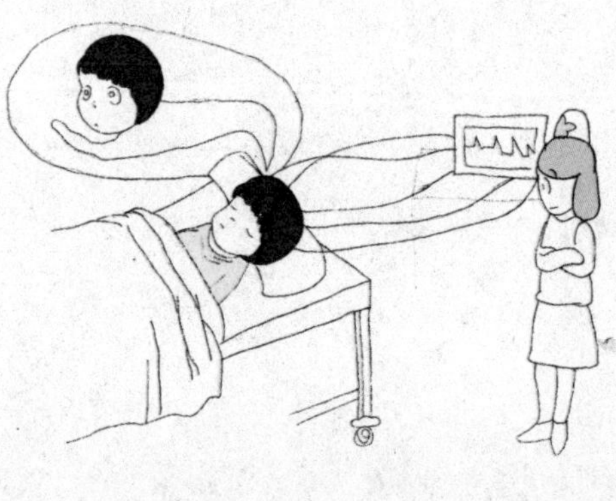

随着对“灵魂出窍”更深入的科学研究，美国肯塔基州立大学的研究者们认为“灵魂出窍”的奇怪现象是一种睡眠障碍，即入睡期幻觉。部分网上流传的“灵魂出

体术”中也提出利用睡眠瘫痪（鬼压床）来实现出体的具体方法。它要求人们当睡眠瘫痪发生之后，不要挣扎，保持呼吸平缓，然后不断自我暗示“我的身体很轻”，“我要漂起来”，最终使自己的意识脱离躯体。有的甚至为了实现出体而故意制造有利于睡眠瘫痪发生的条件，例如在睡前设法保持意识的适度兴奋，以达到“意识清醒，身体麻痹”的状态。

那么什么是“鬼压床”呢？即在入睡或觉醒的过程中，突然发现自己处于麻痹状态，全身肢体、躯干及头部的任何微小运动都完全不能进行，同时亦不能睁眼、讲话、发声或呼救。尽管呼吸运动存在，但是常自觉有窘迫感或窒息感。整个发作过程中意识完全清楚，并能够充分意识到自己的处境，同时存在入睡时幻觉（经历灵魂出窍），患者会感到十分恐怖。患者第一次发作时会产生极度的焦虑，甚至有濒临死亡的恐怖感。当患者经历了数次发作之后，知道整个过程时间短暂，并无不良后果时，其焦虑症状会逐步好转。“鬼压床”是我国民间对睡眠瘫痪症的形象比喻，与之相近的称谓有“巫婆骑在身上”（美国的旧称呼），以及更时髦的称呼“UFO 劫持事件”，还有像纽芬兰的“老女巫”，基本上都是一些被魔法压住的意思。看来全世界人民都曾经或正在遭受这种病魔的压迫。

那么到底伴随着鬼压床（睡眠瘫痪）而出现的这种灵魂出窍（入睡期幻觉）是怎么回事呢？

有人要发问了，没有电流刺激，也没有像现在的 80、90 后这么前卫去体验“灵魂出窍”，入睡期幻觉的患者为何会产生“灵魂出窍”的体验呢？我们不妨先来温习一下睡眠与梦的一些基本知识。一般人的睡眠分为做梦期和无梦期，做梦期也叫快速眼动期（REM 期），因为我们在做梦的时候，眼睛是在快速转动的，那么无梦期就叫非快速眼动期（NREM 期）。在 NREM 期睡眠各期中被唤醒后，报告做梦者人数极少。从快速眼动期睡眠中唤醒后，80% 以上的人声称正在做梦，尚可陈述梦境的故事情节，形象生动，以视觉变幻为主。人的每夜睡眠大约由 NREM 期和 REM 期交替变换的 4 ~ 6 个周期组成，平均每个周期 80 ~ 90 分钟，包括 20 ~ 30 分钟的 REM 期和约 60 分钟的 NREM 期。“入眠期幻觉”就是 REM 期的做梦特征移形到了 NREM 期的 1 期睡眠，即在觉醒状态下出现的 REM 睡眠相关性梦境。所以很容易产生出幻觉，常常是生动的、不愉快的感觉性体验。常表现为幻视，看到某些可怕的景象或有人、动物在床边出现。幻听可以是某种声音或音乐。另一有趣的幻觉类型是本体感觉异常，觉得受牵拉、摩擦，或身体部分结构的位置发生变化(如上肢和下肢位置改变)，有飘浮感（上面提到的在天花板上的癫痫患者)，表现为梦样的经历，如看见体育场上的运动员、走动的人等。常见的幻觉性体验为身处火灾现场、被人袭击或在空中飞行等。这些幻觉极为生动，患者常常叙述这些幻觉比一般的梦更可怕，因为这种梦境是从真实的（醒着的）环境中而来，区分现实状态与梦境十分困难。别人呼叫他的名字或轻轻拉动他的身体，可使之立即摆脱此种幻觉状态，可谓是“手到病除”。患者恢复正常后还能描述内容与内心体验。

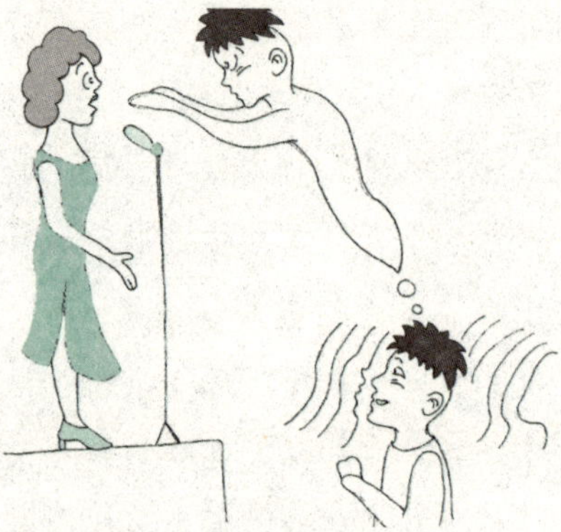

睡瘫症的脊髓反射抑制和半睡半醒幻觉的梦样状态，均属快速眼动期的变化。在睡瘫症患者的睡眠结构中，脑干网状结构中的上行投射系统和下行投射系统的功能之间，存在着明显的分离现象，即当运动和姿势有关的部分已进入睡眠状态时，而促进意识的部分却仍在继续活动；或者，与运动和姿势有关的部分在尚未觉醒之前，促进意识的部分却先开始活动，因而出现瘫痪现象。

1998 年发现下丘脑分泌素 (Hypocretin) 以来，有越来越多的研究表明 Hypocretin 的减少造成睡眠周期紊乱及睡眠结构改变导致了本病的发生。Hypocretin 能兴奋脑干蓝斑的去甲肾上腺素神经元，后者抑制睡眠进入 REM 期。所以当丘脑功能异常或下丘脑长了肿瘤、发生炎症和受到外伤等器质性病变时，本来就只有少量的能分泌下丘脑分泌素的脑细胞，就不能分泌下丘脑分泌素，致使对 REM 期睡眠的抑制减弱。还学者认为 Hypocretin 的减少导致不同的意识状态间的屏障消失，使大脑轻易在不同意识状态间频繁转换。亦有人认为，在正常情况下控制 REM 睡

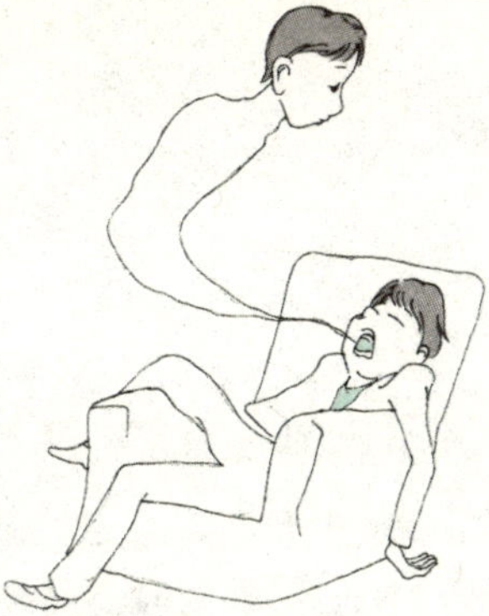

眠时运动抑制的机制中发生了超微结构改变或神经生化与神经免疫功能的异常。

当然造成这种疾病的原因还有遗传因素，其次还有精神因素，比如虚弱、紧张、受刺激、白天压力过大和多虑的人都比较容易发生。所以偶尔出现“灵魂出窍”是不要紧的。

本文所列举的疾病不像《曹操梦中杀人可能性之分析》中的快速眼动睡眠相关行为障碍和《达摩克利斯之剑》中的致死性家族性失眠症那么恐怖，这是种没病还有人找着体验的梦幻病。但如若真得了这种病还是应该及时到医院救治。

魂魄飘离不着边　可总有人能体验
睡眠周期如紊乱　就会出现睡梦幻
根本原因在哪里　丘脑泌素在捣蛋

（张朝辉）

爱丽丝梦游仙境记

——心因性的解离状态

梦是人的一种正常的、必不可少的生理和心理现象。每个人都会做梦，并且在每次睡眠中都会以相同的频率做梦，梦境的内容多种多样（甜美的、恐怖的、惊险刺激的、扑朔迷离的等）。在听到的和看到的梦境中最惊心动魄、险象环生的要数《爱丽丝梦游仙境记》中所演绎的梦境，每每看到此部影片，都会沉浸在爱丽丝的梦境中，过足了惊心动魄的眼瘾。想必看过影片的人也和我一样总幻想着有朝一日也能梦游一回美轮美奂的仙境。那么到底是怎样的梦境能够如此吸引人们的眼球呢？首先我们来重温一下爱丽丝的梦境。

19岁的漂亮女人爱丽丝，仍然怀着一颗童真的心，认为生活本身就是一场充满着意想不到的转折和惊奇的梦幻冒险，但是现实却使她不得不接受一套陌生的道德伦理，通过接受阿斯科特勋爵的求婚完成她的成人礼，爱丽丝的童真在成人们的目光面前显得焦虑不安，为了摆脱这种内心想法与现实世界的冲突，爱丽丝再次选择了梦游。恍惚中她又看到了穿着马夹、戴着表袋的“兔子先生”，并跟着它经过了一条奇怪的、有如梦境般朦胧的通道，来到了一个令人惊奇的“地下世界”。服下神奇药水的爱丽丝身体逐渐变小，一切仿佛又回到了自己的童真时代！又回到了10年前那个熟悉的地方，又见到了那些可爱的老朋友们：虚张声势的睡鼠，笑嘻嘻的柴郡猫，美丽的白桃皇后和她可憎的姐姐红桃皇后，还有双胞胎兄弟、毛毛虫、白兔、疯帽子。她跟着如“动物园”般丰富多彩的各色人

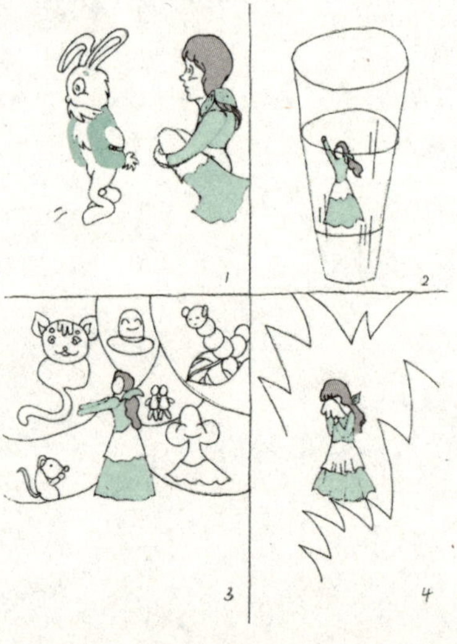

物经历了一连串险象环生的意外事故，她不断探险，同时又不断追问“我是谁？”探险的同时不断认识自我，不断成长，终于成长为一个“大”的时候，猛然惊醒，才发现原来这一切都是自己的一个梦境。

看到这里读者不禁会问，为什么爱丽丝的梦境与我们的梦境不同呢？为什么她是在清醒的状态下产生的梦境，而我们的梦境是在睡眠过程中产生的呢？在解答以上问题之前首先我们要先了解一下正常的梦境是怎样产生的。

在正常情况下，我们的睡眠大致可以分为两种类型：快速眼动睡眠和非快速眼动睡眠。从字面上我们可以这样理解：在睡眠中眼球快速转动的那段睡眠时间称快速眼动睡眠，而眼球固定不动的时间称非快速眼动睡眠。研究发现在快速眼动睡眠阶段我们的大脑处于兴奋状态，表现为肉眼看到的眼睛在不停地转动，在脑电图上表现为快速的、紊乱的脑电波，其强度有时会超过觉醒时的强度。在此阶段大脑会对白天来不及整合加工的信息进行加工，将白天被潜意识压抑的信息伪装成各种各样的梦境表现出来。除此之外，我们的大脑还会把内心强烈渴望而现实中不能实现的愿望通过梦境实现，就是所谓的“日有所思夜有所梦”。

了解了梦的产生过程我们仍然困惑，爱丽丝的梦境是怎样产生的呢？为什么有些人会出现像爱丽丝一样奇异的梦境，而有些人不会？

下面我们就来解读一下爱丽丝与众不同的梦境。爱丽丝的梦境虽然美妙，但是从医学的角度来看，这却是一种既令自己痛苦困扰，又使家人忧心忡忡的一种精神疾病，它是心因性解离症的一种表现形式。下面就带大家认识一下这种既神秘又令人困惑的疾病。所谓解离症，是指当事人以解离的心理作用，将存在于个人记忆中的痛苦，或将可能出现在意识中的欲念或不为社会认可的冲动，从意识中解离出去，借以保卫自己，但却因解离而丧失了自我统合，最终形成心理异常的现象。解离症是一类心理疾病的总称，其中重要的有心因性失忆症、心因性迷游症以及多重人格三种。

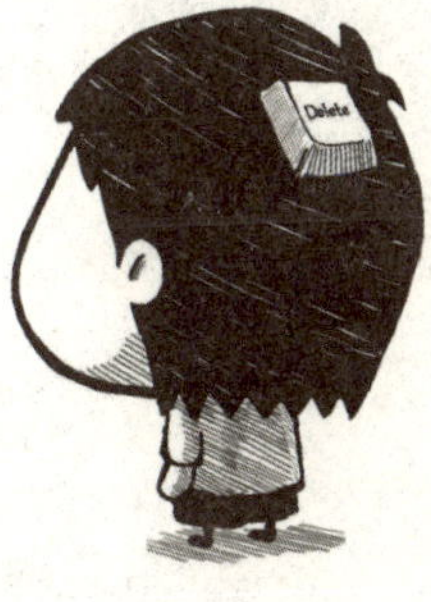

其中心因性失忆症最常见，是指患者在遭受重大精神创伤以后（如亲人亡故、车祸、抢劫等）出现的一种暂时性（通常1至2天）、选择性记忆障碍。通常患者所丧失的记忆只限于与精神创伤有关的内容。患者虽丧失对过去经验的记忆，但并无生理上的症状，失忆现象纯系由心理原因所形成，是在意识层面上将与创伤有关的内容过滤，以缓解痛苦和自我保护，并无器质性基础。可随着时间的延长、创伤所带来的痛苦的淡化，记忆会逐渐恢复。车祸后幸存者对车祸发生过程的不能回忆即属心因性失忆症的典型表现。

心因性迷游症，简称迷游症，是指患者在遭遇痛苦的打击之后，既丧失记忆又兼带出走的一种异常心理现象。患者离家出走之后，丧失对过去的一切记忆，连对自己的姓名、住址、职业等也一概忘记。患者会到一新的地方，一切从头开始。迷游一段时间之后，多数都会突然醒悟，恢复记忆。而在结束迷游之后，对迷游时的一切经验，则不复记忆。既然称之为“心因性神游”，那么神游的背后自然有其心理因素，通常都是人在面临极大痛苦，或是内心纠结于某件往事不能摆脱的时候产生。通过这种神游，当事人可以逃避痛苦，更可以在复苏的往日情怀中滋润荒芜的心灵。这或许就是潜意识会选择"神游"的主因。每个人都有无法实现或是无法挽回的"旧梦"。重温旧梦有很多种方式，而心因性神游则是其中最让人伤感的一种。我们会经常在影视作品中看到这种情况。两百多年前，罗德岛《普罗文斯日报》发表一篇名为"牧师失踪"的简短新闻即是最典型的表现。

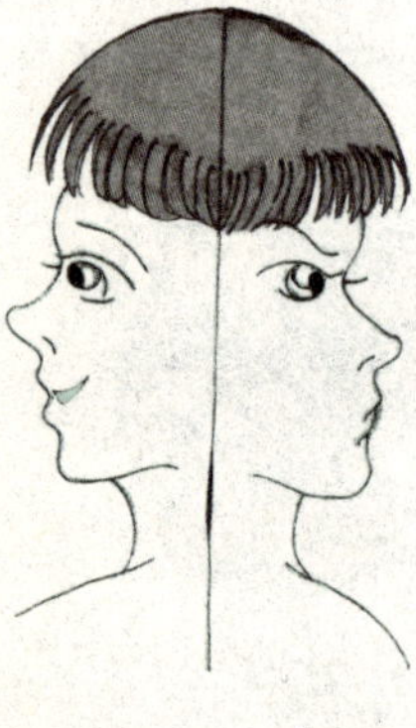

所谓多重人格，是一种一人兼具数种性格或人格的心理异常现象。在各种心理异常中，多重人格是一种奇特且神秘的异常现象。具有多重人格的人，他的每个人格各自独立，各有其不同的记忆、态度与行为，有不同的人格特质、思考模式和感觉；而且每个人格皆能独立运作，会在不同的时间出现。人格结构还能维持完整、统一，只是像魔术方块有六个面一样，患者的人格特征却是可以转换的，而且是可以独立运作的，甚至不同的人格可以是不同年龄层或不同性别的。在不同的人格交替出现时，患者的生理状况也随之改变；不同人格各有其心跳速率、血压变化、健康状况以及月经周期。多重人格的成因大多与童年时遭遇的创伤有密切关系，如性侵害等；有时也因为发生了自己无法接受的事实而导致逃避现实的结果，但本身却没有感觉到自己有这样的行为。赵薇主演的电影《绿茶》就是对多重人格最好的诠释。

凡事总是有因有果，那么解离症的病根在哪里呢？按精神分析论的解释，解离症源于童年，童年遭遇痛苦经验，被压抑在潜意识中，长大后再遇到类似的生活困境时，即以改头换面的象征性方式，以解离症的各种症状表现之。按行为主义心理学家们的解释：解离症的各种心理异常，都是患者自幼在生活中遭遇困难时，为避免困难事件所导致心理压力的痛苦，学习到一种以伪装来应付现实困境的不当方式，久而久之形成习惯，最后演变成了疾病。总的来说解离症本质是一种内心冲突的伪装和象征。

说了这么多，估计大家对心因性解离症已经有了初步的认识，那么我们回过头再来看看爱丽丝梦游的经过。爱丽丝之所以会选择再一次的梦游，是因为内心存在极为纠结的冲突，在她的内心世界中不愿长大，逃避长大应该承担的责任，但是19岁的她在英国维多利亚时代必须接受成人礼、必须长大。在面对养尊处优、愚笨木讷的求婚者时，她选择了从成年的那个自己中解离，重新以童年的自己和幼稚的方式逃避现实。所以才会出现我们看到的那个美轮美奂的梦境。

我们不是爱丽丝，可也同样会有爱丽丝那样的困扰。对于她来说是一种全新的、美好的体验，而对于我们来说，却是令我们避之不及的病魔，需要寻求医生的帮助。

心因性解离症的治疗仍是精神医学中值得深入探索的议题，但是从疾病的名称（心因性解离症）来看，顾名思义与心理因素密切相关，在治疗方面通常也以心理治疗为主：找出并适当处理压力源、适度的倾听、催眠治疗、以药物辅助式的会谈、鼓励患者去克服症状整合人格等。

如果你的身边有像爱丽丝这样有着奇异体验和经历的人，在羡慕之余要保持理智，幻想可以，模仿避免。

黄粱美梦虽美妙　频繁体验也不好
防御机制不牢靠　内心欲望露头角
解离状态出现了　心病还得靠心药

（张朝辉）

谁夺走了我的睡眠

——创伤后应激障碍相关的睡眠运动障碍

2008 年 5 月 12 日 14 时 28 分 04 秒，四川汶川、北川，8 级强震猝然袭来，大地颤抖，山河移位，满目疮痍，生离死别……西南处，国有殇。想必每一位中国人都不会忘记这个特殊的日子。汶川地震造成的悲惨伤害在亲历这些灾难的人们的心中留下了深深的印记。其巨大破坏性不仅表现在物质方面的损失，更为重要的是它给人们的心理带来了强烈和显著的影响。随着时间的推移，物质方面的损失在一点点地慢慢恢复，大多数人们会擦干血迹和眼泪，重新投入到新的生活，逐渐淡忘那些痛苦的回忆，但是，还有相当一部分人不能从伤痛中走出，整天生活在伤害事件的噩梦中。

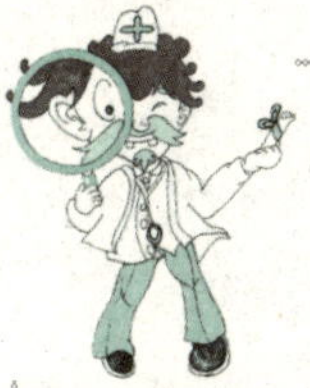

案例回放

梁某，女，26 岁。在汶川地震中，她被困在倒塌的楼房内，强忍着身体的伤痛和恐惧的折磨，在漆黑的废墟中等待救援。38 小时后几近昏迷的她终于被救出。身体慢慢康复的她却从此开始惧怕黑夜、惧怕睡眠。每晚她都会做同样的噩梦，都是地震时那些可怕的场景：被压死的同伴扭曲变形的脸、慌乱中触电而死的好友颤抖的身体、漆黑的废墟中近乎死亡的寂静。她时常会在入睡后不久便大叫着：“逃命要紧啊！救命呀！你醒醒！……”醒来时已是汗流满面。一连几日噩梦的折磨使她开始恐惧夜幕的降临，每晚都在灯火通明、睁眼痛苦中等待黎明的降临，偶然入睡也必会惊醒，整日痛苦异常。

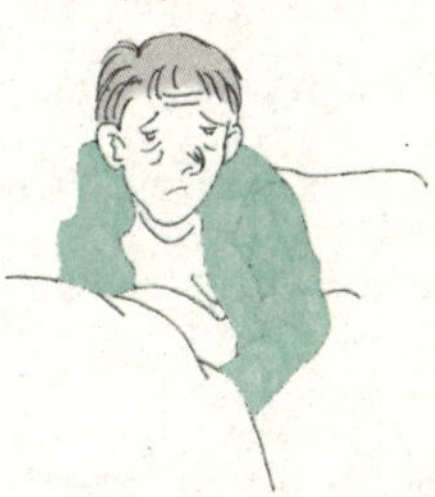

这种情况在这场灾难后生还的人群中并不少见，梁某仅仅是他们中的一个。有调查显示 110 名震后幸存者中有 59.1% 的人有不同程度、不同类型的睡眠障碍。轻者表现为：辗转反侧难以入眠、早醒、睡眠表浅、易受环境干扰、易醒、多梦。重者表现为：彻夜不眠，反复出现恐怖性的噩梦，梦中惊叫，有时出现手足舞动，噩梦时出现心悸、气促、大汗、面色苍白等。更为严重者睡眠中可出现自伤或暴力行为。所有类型中以梦魇和失眠最常见，创伤后梦魇发生率为 19% ~ 71%。梦魇指以恐怖不安和焦虑为主要特征的梦境体验，事后患者能够详细回忆，亦称噩梦发作或梦中焦虑发作，它不仅出现早，而且严重影响生活质量和健康。患者次日晨起感到头痛、头晕、心情低落、郁郁寡欢或脾气暴躁，遇小事大动干戈，造成生活质量下降。

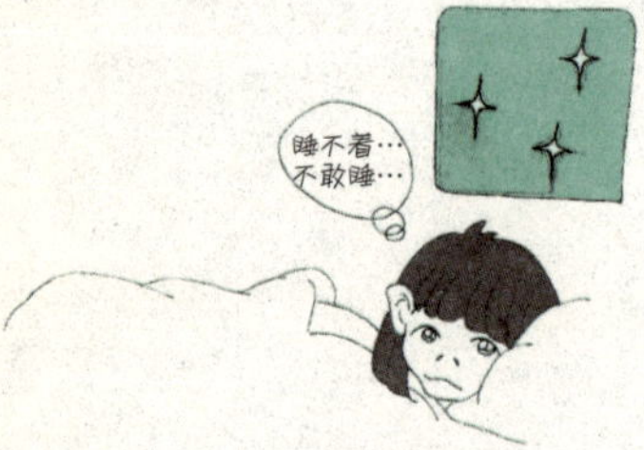

那么到底是什么夺走了这些人的睡眠？什么致使他们提心吊胆，经常处于恐惧中，无法正常生活呢？

从上面的例子我们不难看出，反复出现的噩梦是造成这些人睡眠丢失的原因，噩梦的内容均与地震中那段经历有关，是那件恐怖性事件的梦中再现。看到这里，读者不禁会反问：那不就是通常所谓的“日有所思，夜有所梦”吗？这场灾难给人们的心灵造成了极大的创伤，痛苦的记忆根植于大脑中，就像一道伤疤只要有轻微的刺激就会疼痛。其实不然，这些人是患了一种医学上称之为创伤后应激障碍 (post-traumatic stress disorder，PTSD) 的疾病，它才是引起睡眠障碍的罪魁祸首。

所谓擒贼先擒王，我们先来看看这个祸首到底是什么！创伤后应激障碍又称延迟性心因性反应，是由应激性事件或处境而引起的一种长期存在的精神障碍，主要表现为反复再度体验创伤，对与灾难性事件有关的一切事物、场景的回避和警觉性增高等。导致产生 PTSD 的事件无外乎天灾、人祸两种。地震、台风、海啸、火山喷发等我们不能控制的灾难属于天灾，战争、严重事故、被强暴、受酷刑、被抢劫

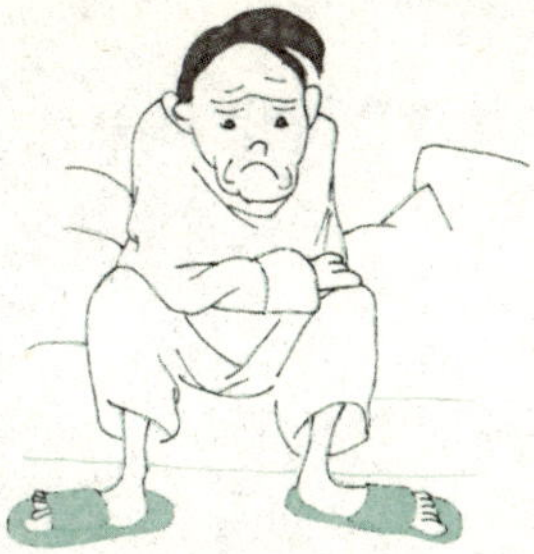

等人为因素造成的属于人祸。无疑几乎所有经历这类事件的人都会感到巨大的痛苦。

PTSD患者中睡眠障碍的发生率非常高，约60%～70%的患者至少有1～3种类型睡眠障碍，其临床特点有以下几个方面：①发生率高，其中梦魇的发生率约为50%～70%，失眠的发生率约为40%～50%，睡眠相关呼吸障碍（SDB）的发生率约为50%，而周期性肢体运动障碍的发生率则约为33%～76%。②出现时间早，且可预测病情。主观性和客观性的睡眠紊乱往往在创伤性事件后的早期就出现，早期主观睡眠苦恼不仅是创伤后反应的主要特征，而且也是以后躯体和精神症状的预测因子。痛苦的噩梦预示着PTSD的延迟发生。③存在性别差异，女性表现更为明显，但无论男女，这些症状的发生率会随着时间推移而降低。④焦虑性梦境常见，PTSD患者可出现快速眼动睡眠（REM）活动增加，最突出的是他们的梦常常伴有明显的焦虑色彩。焦虑性梦特别是梦魇的发生频率与PTSD患者当前的焦虑水平呈正相关，通过降低他们的焦虑水平可减少梦魇的出现。⑤睡眠紊乱持续时间长，在PTSD治疗显效后仍可存在。在对PTSD患者的治疗中，其症状改善程度显著高于睡眠紊乱的改善程度，而且在PTSD治疗显效后，各种形式的睡眠紊乱可继续残留，并可长期持续存在。新近的证据提示，在PTSD的病程中，睡眠障碍可能会发展成为独立于PTSD的障碍。

PTSD后睡眠障碍不仅是一种精神疾病，而且危害人们的健康。那么，我们如何才能发现它呢？主要有两条途径——患者的主观评估和客观的检查结果。主观评价常用方法有结构式的临床晤谈、睡眠日记、各种量表等。常用量表包括〔PTSD非梦魇觉醒的CAPS的噩梦再现〕和睡眠障碍亚量表、做梦等级量表(PDRS)、PTSD Checklist-Civilian(PCL-C)和临床cGI-I量表等。客观评价常用的方法有多导睡眠图(PSG)和腕动仪。PSG是睡眠障碍的标准检查。PSG检查发现PTSD患者存在明显的睡眠紊乱，表现为：睡眠潜伏期显著延长、睡眠时间减少、清醒时间增加、REM睡眠比例高、从REM睡眠觉醒增加、从非REM睡眠中唤醒少、睡眠效率下降、对梦的回忆率低等。另外，研究还提示REM睡眠参数变化不能完全解释创伤后梦魇的发生和高发病率。REM睡眠障碍精神应激尤其容易影响REM睡眠。尽管轻度应激有时会增加REM睡眠，但更强烈的应激可导致REM睡眠控制系统障碍。

读到这里，读者不禁会问为什么PTSD会造成睡眠障碍呢？老实说到目前为止还不清楚，只知道大脑中有多个系统参与了疾病的发生：中枢单胺能神经网络（5-羟色胺、多巴胺、去甲肾上腺素）、边缘结构、交感肾上腺系统、下丘脑-垂体-肾上腺轴、免疫系统等。研究中还发现了一个特别的现象：并不是所有经历过灾难的人都会发生睡眠障碍，女性、目前生活在过渡房内、教育水平低、财产完全损害、以往有情感障碍病史、社会支持不良、罹患躯体疾病、童年时代曾有心理创伤、性格内向及有神经质倾向是PTSD后发生睡眠障碍的危险因素。

如何才能还给患者一个甜美的睡眠呢？睡眠障碍只是PTSD的一个表现，要改善睡眠，则要系统地治疗PTSD。主要采用药物治疗和心理治疗。目前药物治疗是PTSD的重要治疗手段之一，主要有苯二氮䓬类抗焦虑药、抗抑郁药、非典型抗精神病药、抗惊厥药等。心理治疗在疾病的治疗中也发挥着重要作用，主要有认知行为方法、心理疏泄、松弛治疗、想象回忆治疗以及其他心理治疗技术的综合运用等。

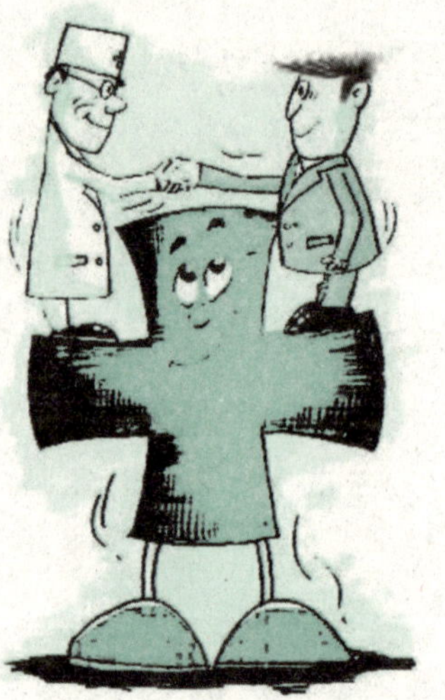

啰嗦了这么多，想必大家对于创伤后应激障碍相关的睡眠运动障碍有了一定的了解，如果再次碰到这样的患者，我们不再会束手无策，可以建议他们到精神科诊治，早日还他们一个甜美、安详的睡眠。

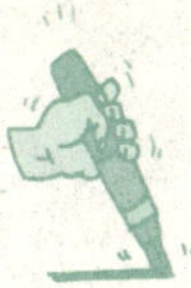

大地震中免于难　心有余悸难入眠
睡中惊恐梦不香　醒时痛苦心亦烦
劝君及时来咨询　早日还您夜夜安

（张朝辉）

“梦驾”祸起安眠药

——药物相关的睡眠运动障碍

2006年5月的一天，美国共和党议员帕特里克·肯尼迪驾车冲上国会大厦门外一个道路安全隔离桩，此事惊动了当地媒体。这条消息之所以引人注目，就在于肯尼迪声称事发时自己是“梦驾”，也就是一个人在夜晚睡梦中起床，然后开车出行，而自己却浑然不知并毫无记忆。而他之所以“梦驾”是因为此前服用了一种安眠药所致，据此他认为自己是在药物作用下发生车祸，因此无罪，法庭最终只判他一年缓刑并强制接受药物治疗。

帕特里克·肯尼迪所指的“梦驾”即是梦游，也就是“睡行症”。只是，与本书中“曹操梦中杀人”的不同在于肯尼迪的梦游缘于服用了安眠药。因此，经过各方认证后，美国食品和药物管理局（FDA）宣布，所有处方类安眠药均有可能导致服用者出现“梦驾”，即人会在无意识的状态下驾车上路。并非只有一种安眠药可能导致服用者出现“梦驾”的情形，任何一种具有“镇静和催眠”作用的药物均有可能导致这一结果。服用者也可能出现其他梦游活动，包括打电话、吃东西、性行为及危及自身或他人生命的行为。

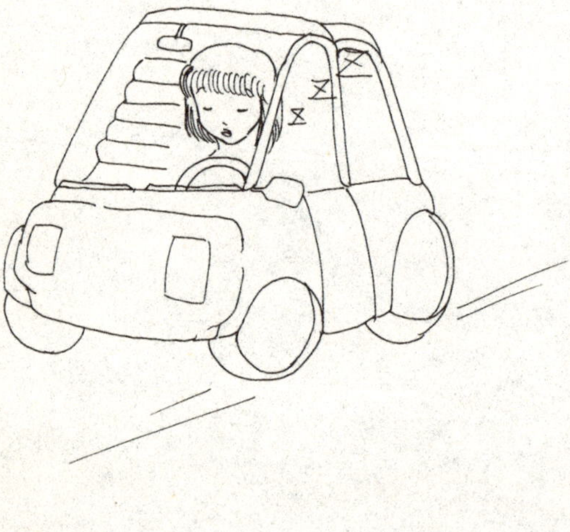

其实有关药物引起梦游早在唐朝开元年间，唐郑綮撰写的小说《开天传信记》之《东明观道士》篇中就有记载：“开元年间，唐明皇中宫的一宠妃称夜间梦游，被人邀请至一密室中，纵酒幽会，极尽欢乐而归，醒来却仍在宫中，但虚汗连连、神情倦怠、萎靡不振。”据称，

当时宠妃出现夜间梦游可能乃东明观道士使用蒙汗药或催眠术所致。

然而，除了“梦游”这种相对比较复杂的行为外，药物引起的睡眠中异常行为或动作，还包括一些简单的肢体动作和不适感。如感到腿脚莫名其妙地运动，觉得腿部疼痛，似有虫咬、灼烧和蚂蚁爬行感，觉得脚总是静不下来，需要伸伸腿或是起来走走才能缓解等。虽然，这些问题并没有“梦游”来得惊天动地，不容易引起别人的注意，但是这种情况发生的概率却很高，离我们很近。有些人因为症状轻，并没有意识到。有些人认为是其他疾病，四处从医；有些人因为有了这些不舒服，而拒绝服药；而有些人因为不适导致睡眠困难，进而不断地服用助眠药。

当然，有很多原因可引起这些睡眠中的异常行为和动作。在本书的某些章节中也有介绍，而其中很重要和最常见的一个因素就是与正在服用的药物有关。正所谓“任何事物均有两面性（A coin has two side)”，药物也有两面性。“是药三分毒”，药物既能治疗疾病，也可能导致疾病或某种不适，严重的还可能危及生命。

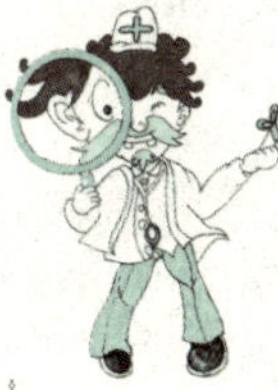

案例回放

沈老太太，今年67岁。3个月前一天起床后，发现右侧身体没力气，不能走路，说话也含糊不清，照镜子的时候发现嘴角都歪了。因为老人家一直有高血脂、高血压的病史，所以老太太家里人马上就想到了可能是“中风”了。果不其然，医生证实老太太的确是“中风”了。所幸，沈老太太在医生的治疗下病情得到了恢复，能正常走路了。但是，老太太却发现自己两条腿好像变得静不下来，尤其在晚上双脚酸酸麻麻的，不知道该将脚放在哪里，有时候不得不起床活动才感觉舒服点，因而也总是睡不着。经过医生的诊断，原来是老太太服用的降脂药在作祟。经过医生调整药物后，上述现象很快就消失了。

老太太出现的这个问题便是药物所致的“不宁腿综合征”。因为沈老太太本来没有睡眠的问题，故出现腿部不适、睡眠紊乱很快就引起了注意。而很多本来就有睡眠问题、情绪焦虑、坐立不安等问题的患者，往往就很难想起是药物引起。我曾治疗过一位抑郁症的患者，因为几年前父亲的意外去世，逐渐出现睡眠差、情绪低落，总是郁郁寡欢，甚至出现不想活的念头。住院后给予抗抑郁剂和助眠药治疗，情绪逐渐改善，睡眠也越来越好，也不再有消极的想法了。但治疗数周后，护士总是反映这位患者睡眠不好，常半夜起来散步，问起原因总是说不清楚。当时我们的工作人员非常紧张，害怕患者半夜爬起来是否会有轻生的念头。经过和患者的沟通，患者反映自己两条腿总是有不适的感觉，好像蚂蚁爬一样，不知道该放到哪里。事实上，罪魁祸首正是他所服用的抗抑郁药，后来经过对症处理，事情便迎刃而解。

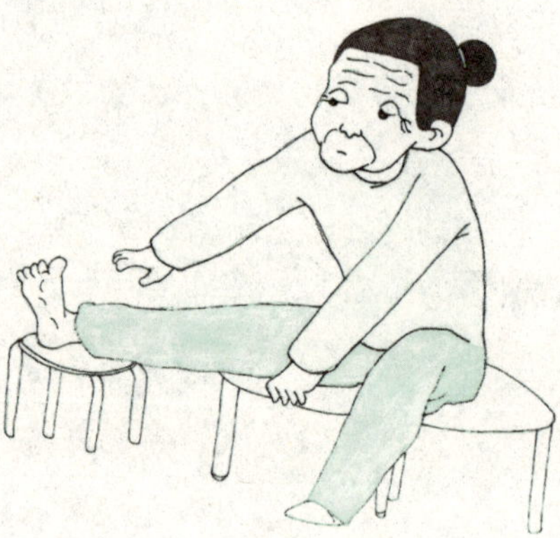

读到这里，大家可能很想知道到底哪些药物可能会引起睡眠中的异常行为和运动问题呢？报道最多的当然莫过于一些镇静助眠药、抗抑郁药和精神类药物。另外，也有不少内科药物，如止吐药、抗过敏药、抗高血压药、降脂药，甚至一些中药也有可能导致这些问题。至于药物为什么会引起睡眠中的异常行为和运动问题，原因甚是复杂。可能与某些神经递质有关，也可能与某些维生素有关，还可能是药物干扰了正常的睡眠节律等。

那么，我们如何区分是疾病本身的表现，还是药物引起的一种睡眠运动障碍呢？简单来说，如果上述的这些睡眠行为和运动问题明显在用药后出现，而停药后缓解，加大剂量情况加重，则说明应该属于药物引起的。

有关几种睡眠运动障碍的具体表现，本文在此就不赘述了，读者可以从其他章节中了解。本文的目的主要是告诉大家，如果出现与睡眠相关的某种行为和躯体不适，而此时正在服用某种药物，需要排除是药物引起的可能。而当您去医院就诊时，一定要如实地告知医生您目前正在服用的药物，以免造成误诊误治。

“梦驾”真危险　缘起助眠药
是药三分毒　表现各有异
考虑要周全　切忌妄猜忌
就医要及时　勿忘诉药史

（洪　武）

不想睡觉的腿

——周期性肢体运动综合征

有俗语云：睡眠是金。早在1200年前白居易已然意识到睡眠的重要性，于是在《闲眠》一诗中这样写道：“暖床斜卧日曛腰，一觉闲眠百病销。”没错，在当前这个“快节奏”的社会里，睡眠更显重要，可以说，睡眠是人体的充电器，睡眠是最好的“滋补品”，睡眠是抵御疾病的“防线”，而深睡眠则是我们的“美容时间”。但是近年来，各种睡眠障碍的发病率越来越高，这不，一大早蔡阿姨就拉着老伴儿来到了睡眠门诊，要求医生给老伴儿治治脑子睡觉而腿不睡觉的“怪病”。

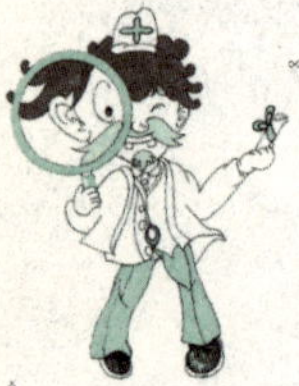

案例回放

蔡阿姨发现老伴儿自从两个月前旅游回来后就不太对劲儿了，在睡着以后腿和脚总是不自觉地抽动，每隔20到30秒钟抽动一次，当时以为是累了，所以没有在意，可是此后每天都会发生这种情况，后来蔡阿姨跟老伴儿说起这事，老伴儿满脸疑惑，称自己睡得香着呢，根本不可能发生这种情况，一定是蔡阿姨眼花了。直到昨天晚上，因为腿抽得太厉害，老伴儿一下子醒过来了，才知道蔡阿姨没有骗他，于是乖乖地跟着蔡阿姨到医院检查。医生听了蔡阿姨的描述后，让蔡阿姨的老伴儿进行了血尿便常规、肝肾功能、电解质、血糖、心肌酶、血肿瘤五项、甲状腺功能六项、心电图、脑电图、肝胆胰脾及腹腔B超、头颅CT及MRI等一系列检查，结果均未见明显异常。蔡阿姨看着这些检查结果可不高兴了，心想：花了这么多钱却没有找到病因，难道真的是自己眼花了？抑或是老伴儿根本没病，只是被鬼神附体了？睡眠专科的医生望着蔡阿姨充满疑惑的脸，笑着解释说：“您的老伴儿得的‘怪病’在医学上称为‘周期性肢体运动综合征’，做那么多辅助检查只是为了排除一些相关的躯体疾病，例如低钙血症、出血、占位性病变等，这样就可以进一步明确诊断了。”

说到这儿，也许有人会问，什么是周期性肢体运动综合征 (periodic limb movement disorder，PLMD) 呢？顾名思义，就是下肢在睡眠中发生的反复、周期性异常运动，说通俗一点儿，就是脑子想睡觉而腿不想睡觉的疾病，当然，有些病情严重的患者，也会侵犯到手臂。那么，这和前面提到的不安腿综合征有什么区别呢？不安腿综合征不也是腿不想睡觉的病吗？大家不妨将蔡阿姨老伴儿的病和前文提到的瑞芳的病做个比较，我们会发现，前者的异常表现是发生在入睡之后的，且这种异常表现是以下肢“无意识运动”的方式呈现出来；而后者则表现为安静状态下（尤其是入睡前）下肢的“感觉异常”（虫爬、蠕动、拉扯、刺痛、发痒、沉重、发胀或麻木等），正因为有了这些不舒服的感觉，患者才会出现一些不自主的运动，其目的是缓解上述难以名状的下肢不适感。如果对 PLMD 的患者进行多导睡眠图检测就会发现，PLMD 的异常运动由脚趾和脚踝的重复性背屈组成，常扩展到膝关节和髋部，有时甚至涉及上肢的腕部和肘部。且这些运动主要发生在浅度睡眠的第 1 期、2 期，呈周期性出现，约 5 ~ 90 秒出现 1 次，每次持续 0.5 ~ 10 秒。轻者可仅表现为趾、踝频繁微动，重者可表现为反复猛烈地踢腿、挥臂，使患者频繁惊醒，偶可自伤或伤人。因为症状只发生在睡眠中，且主要发生在上半夜的非快速眼动（NREM）睡眠中，故大部分患者对这种睡眠中的肢体抽动都不自知，只是主诉入睡困难（通常是刚入睡就惊醒，患者自认为全然没入睡）、睡不实、不解乏或白天嗜睡。

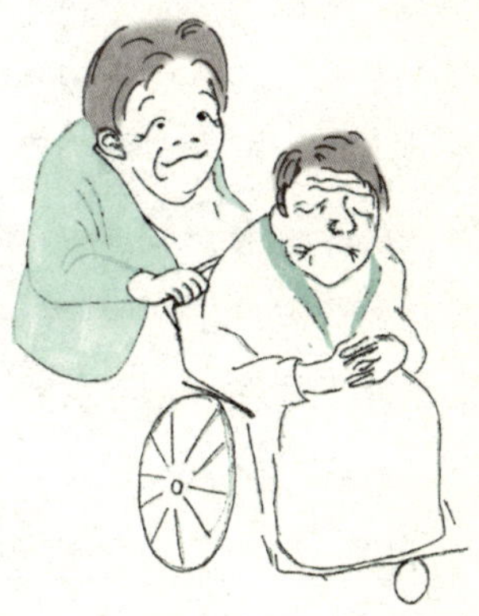

那么，这两种疾病一点儿联系都没有吗？不然，这两个病其实是一对难兄难弟，常常如影随形、彼此相伴，尤其是不安腿综合征的患者常伴有 PLMD。据调查显示，在不安腿综合征的患者中，有 70% ~ 80% 同时患有 PLMD；但反过来说，有 PLMD 的患者却不一定有不安腿综合征。既然是难兄难弟，难道两者如孪生子一样有相同的 DNA 吗？许多科学家致力于此方面的研究，不幸的是，两者的病理机制到目前尚未研究清楚，比较公认的说法是两者可能有相似的致病机制，但却以不同且独立的症状表现出来。最近关于两者的致病机制研究大多集中在多巴胺系统的功能正常与否；此外，在动物模型的研究中发现，铁质对多巴胺合成是必要的，早期的铁质缺乏会导致终身多巴胺系统的异常。在随后对人体的研究中也发现，身体铁质的使用及储存不正常，可引起中枢系统多巴胺的缺乏。因此，PLMD在其他缺乏多巴胺的疾病，如帕金森病中相当常见；而在多巴胺过剩的疾病如精神分裂症中则相对少见。

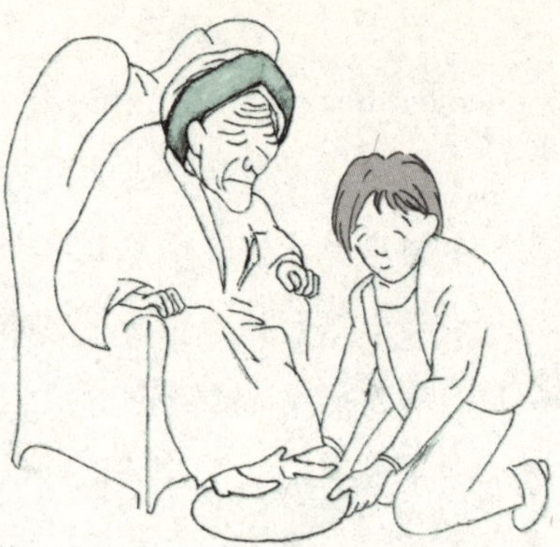

PLMD常见于哪些人群呢？套句俗语，它是一个“不厚道”的坏孩子，常“欺负”老年人。据统计，在30岁至49岁的人群中有多于5%的人患有PLMD；在50岁以上的人群中，有30%在睡眠中会出现周期性肢体抽动的现象；而在65岁以上的人群中，有多达44%的人会在睡眠中出现周期性肢体抽动的现象。因此，有学者说PLMD可能是因为年龄增长而出现的一种生理变化，不尽然是病理变化，所以也就不见得一定会引起失眠或嗜睡。

呵呵，讲到这里，有一件事要跟大家澄清一下。在写这篇文章之前，按照以前的习惯，我先在互联网上查了查本病的人群知晓度，其结果真是让我直冒冷汗，许多描述很典型的病例，均被某些人冠以“缺钙”、“脑血管疾病”的帽子。所以，真诚地呼吁患者朋友：有病，请到正规医院就诊。

睡眠滋补人逍遥　腿不睡觉真难熬
并非怪病鬼神在　周期腿动在作怪

（张云淑）

像赫本一样优雅
——不安腿综合征

很多女人都有一个向往，那就是像赫本一样优雅：穿着无袖小黑裙、抬头挺胸，静静地坐在瑞士小镇的花园里，品着上等的拿铁……

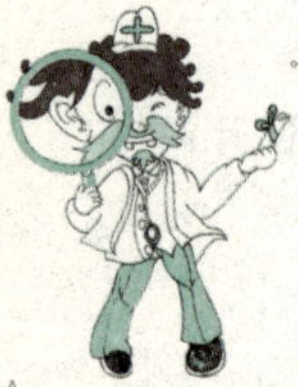

案例回放

26岁的瑞芳就是这样一个优雅的女人，她从小就好静不好动。工作闲暇时，喜欢喝杯咖啡，独自在书房里读书、听歌，要么外出与老公看场文艺电影，很少参加体育活动，二十年如一日，从未改变。对此，瑞芳的丈夫一直颇有微词：结婚才1年，正值如胶似漆的蜜月期，两人手里又有余钱，何不出去走走，游山玩水一番。但不管老公如何强烈要求，瑞芳却依然如故，真是“大象屁股推不动”。谁知近半年来，瑞芳却一反常态，再也看不到她静静地呆在书房里看书、听歌了，白天静坐在椅子上或静躺在床上的时间也很少，到了晚上更是奇怪，有时刚躺下就又马上起来，急匆匆边扣衣服边赶往操场去散步，真的变成“猴子屁股坐不住了”。老公心中窃喜，想不到瑞芳一下子把以前不爱动的习惯改了，俗话说“女大十八变”，26岁的瑞芳一转眼变了三变。但渐渐地，老公感到有点不对劲，为什么瑞芳总是辗转反侧难以入睡，有时候竟半夜三更坐起来揉腿、挠痒或在房间里来回走动。由于难以入睡，瑞芳总觉得旁边酣睡的丈夫影响她，一向温柔的她经常冲着丈夫发脾气。丈夫一气之下开始和瑞芳分居。夫妻俩刚结婚就分居这还得了？瑞芳母亲得知这件事后急匆匆地来看女儿，关切地问瑞芳是咋回事。瑞芳长叹一声，说自己如此折腾是迫不得已。原来近几个月来，瑞芳一直感到小腿不舒服，又酸又胀，又痒又麻，站起来活动或揉搓几下才能稍稍缓解。晚上睡

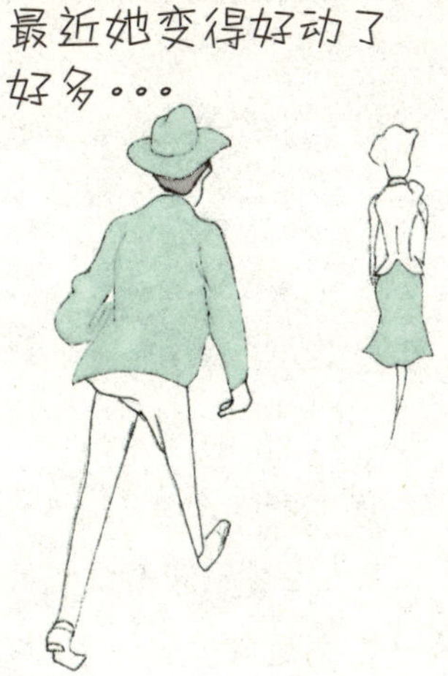

觉时更是难受不已，腿的酸痛变成刺痛，像无数芒针在刺，而且整条腿痒得难忍。母亲听后心骤然紧缩起来，怎么女儿说的和自己的症状一模一样？原本以为自己是患了更年期综合征，过几年就会好，可是女儿才 26 岁，不应该也是更年期呀？带着这样的疑问，母女俩来到了神经内科门诊。验血、拍 X 线片、做脑电图、做肌电图，这对患难母女的所有检查结果均正常，最后，医生找到了使瑞芳不再优雅的“罪魁祸首”。原来瑞芳和母亲患上同样一种疾病——不安腿综合征。

什么是不安腿综合征（restless legs syndrome，RLS）呢？其实，对于不安腿综合征症状的最早描述可追溯到 1672 年，由英国医生 Thomas Willis 报道：有许多人像被恶魔附体一样，躺在床上准备睡觉的时候，上下肢的肌腱跳跃抽动，肢体的每一部分都不安地抖动，就像有许多细钢针在刺戳，有时又像是有许多小虫在爬行……为了驱逐身体里的恶魔，英国开始盛行“放血疗法”，而这种做法真的帮助很多人驱逐掉了恶魔。难道真的是恶魔附体了吗？其实“放血疗法”和中国古代的“刺血络”不谋而合。《内经·小针解》曰：“菀陈则除之去，去血脉也。”久病入络，久病必瘀，祛瘀方能生新，所以“放血”可以使恶魔魂飞魄散也就不足为奇了。1940 年瑞典神经病学家 Ekbom 较详细地描述了此病，真正认识到它是一个独立的神经系统疾病，1945 年正式命名为不安腿综合征。由于 Ekbom 在发现此病的过程中的巨大贡献，故也称为 Ekbom 综合征。

好了，知道了不安腿综合征的来龙去脉，大家一定急切地想知道它到底有多大的本事。说实话，它的本事还真不小，看看下面几组数字就知道了。据报道，不安腿综合征在西方国家一般人群中的患病率约为 10%。该病在任何年龄均可发生，女性多于男性。大约有 40% 的成年人在 20 岁以前发病，随年龄升高患病率亦升高。而且大多数不安腿综合征为原发性，50% ～ 92% 有阳性家族史。说到这，不得不谈到一个叫“基因”的家伙。因为家族遗传性疾病往往能从基因研究中找到完美的答案。科学研究证明，原发性不安腿综合征为常染色体显性遗传，主要可疑基因位于染色体 12q、14q 和 9q。那么，什么是常染色体显性遗传呢？通俗点儿讲，就是父母中的一方有病，有 1/2 的子女有可能发病。由此我们也可以推论，瑞芳外婆或外公中有一人也是不安腿综合征的受害者。

既然前面说了原发性不安腿综合征，我们接下来说一说继发性不安腿综合征，因为是继发性的，注定了其发病年龄较晚，多与铁缺乏、中枢性多巴胺减少或缺乏有关，如妊娠、尿毒症（特别是透析患者）。虽然一些研究发现原发性睡眠障碍、帕金森病、周围神经病、类风湿性关节炎、代谢紊乱等可能与不安腿综合征有关，但是它们之间是否存在病理生理关系目前仍未确定。此外，多种药物或物质如抗抑郁药、抗组胺药、多巴胺受体阻滞剂、咖啡因、酒精等也可诱发或使不安腿综合征的症状加重。也就是说，咖啡很可能在瑞芳这个易患体上起到了“催化剂”的作用。

因为不安腿综合征的具体发病机制尚未明确，所以预防也无从下手。不过不用担心，人家古代人都想出放血的办法来了，对于聪明了几百倍的现代人来说，不安腿综合征不算是顽疾。通常在专业医师的指导下，经过系统治疗，是可以获得非常明显的改善的。具体的治疗方法主要包括药物治疗、物理治疗等。药物包括影响多巴胺能系统功能的药物，如左旋多巴、盐酸普拉克索、苯二氮䓬类药物（氯硝安定）和抗惊厥药（卡马西平）。患者也可同时尝试物理治疗，入睡前进行热水浴可明显改善症状。此外，尽量少饮用含咖啡的饮料及戒烟戒酒，同时积极治疗原发病，补充铁、叶酸、维生素 B1、

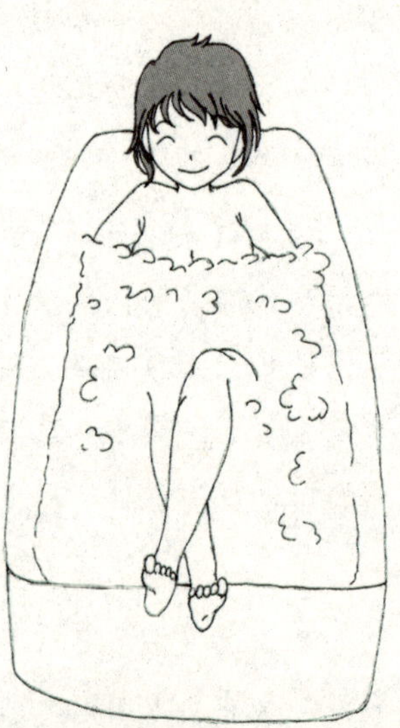

维生素 E 等，这些均有助于改善患者的症状。

就像大家所期待的那样，故事是一个完美的结局——瑞芳母女经过一段时间的治疗完全康复了，从此后，世上又多了一名如赫本般恬静优雅的女子。套用赫本最爱的印度诗人泰戈尔的话：“每个优雅女人的存在，都是上帝在提醒我们，这世间还有希望。”

新婚夫妻闹分居　优雅女人变脾气
两腿难挨不得以　系统治疗是秘笈

（张云淑）

不敢睡觉的男子汉

——夜间惊恐发作

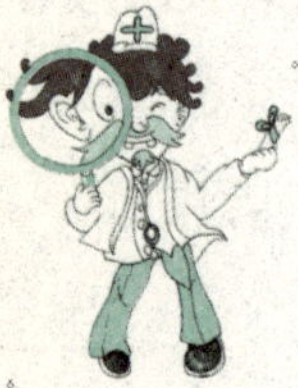

案例回放

一直被朋友羡慕有一个好丈夫的小娟，却有一个难言之隐。她的丈夫三个月前染上了一种怪病，变得晚上不敢睡觉，尤其是当小娟值班不能回家时，丈夫更是一夜不眠。为了这事，小娟曾多次想跟单位领导提出可否不要值班，但最终总觉得理由难以启齿而作罢。

小娟丈夫是一位建筑监理工程师，为人风趣幽默，但工作起来特别严谨又勤奋，因此工作没几年就有了很大成就。三个月前的一个夜晚，小娟的丈夫突然从睡中惊醒，当时感觉胸口憋气，呼吸困难，浑身是汗，感觉像快要死去。当时他只当是做了个噩梦，就没多理会。可是此后的三个月里，小娟的丈夫却多次出现类似情况，曾先后多次去医院就诊，尽管医生一再告诉他身体没问题，可他却因此变得特别紧张，慢慢变得不敢睡觉了。尤其是当小娟不在家时，他经常是一夜不寐，生怕自己一旦晚上“心脏病”发作，没人救他。

小娟的丈夫缘何会突然得这种怪病呢？明明是心脏不舒服，为何医生却说肯定没心脏病呢？为何这种“心脏病”总爱在晚上发作呢？会不会是人们说的“梦魇”，就像平时在影视剧中经常看到的那样？

在医生的建议下，小娟夫妇来到了医院的睡眠中心就诊，并进行了多导睡眠图等检查。医生告诉小娟夫妇，问题应该和梦没关系。因为，小娟丈夫的“心脏病”发生于非快速眼动（NREM）睡眠，而做梦则通常发生于快速眼动（REM）睡眠。虽然小娟丈夫的确像“梦魇”一样，从睡眠中突然惊醒，表现为恐惧害怕，同时伴有心律和呼吸频率的增加，但是“梦魇”的惊醒发生于噩梦之后，醒后能清晰地回

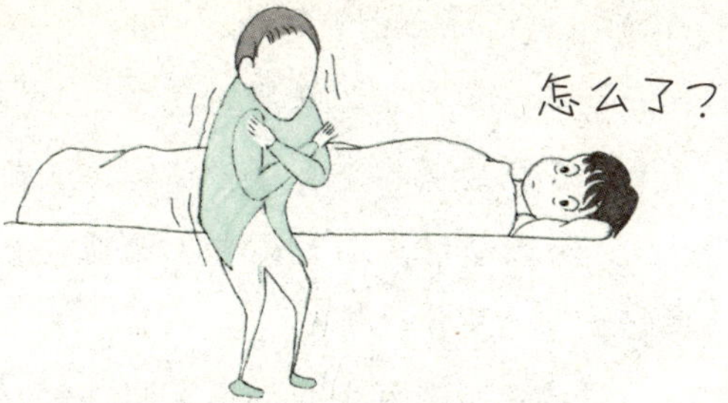

忆梦境的内容。而小娟丈夫惊醒后却不记得自己是否有做梦。所以，显然不属于"梦魇"。

既然是发生于非快速眼动期，会不会是本书前面提到的"睡惊症"呢？虽然从多导睡眠图看，二者都发生于非快速眼动期，且发作时都有从睡眠中惊醒、恐惧、心跳加快、呼吸困难、出汗、濒死感等类似的表现，但"睡惊症"发作时，通常意识模糊，可有定向障碍，次日不能回忆。而小娟丈夫能清楚地回忆发作时的体验。

让我们再次把目光转移到小娟丈夫的身上。到底是什么原因促使了这位在外人看来非常强壮的男子汉，会惧怕睡觉这样非常自然的生理需求呢？原来，半年前小娟的公公因突发心脏病死亡。这件事对他们一家人都打击很大，作为家中长子的小娟丈夫却表现得异常坚强。但据小娟的细心观察，丈夫这半年来特别容易紧张和焦虑，尤其注意自己的身体健康状况，稍有不舒服就爱往医院跑。

到这里，我们似乎寻找到一丝线索了。小娟丈夫得的可能是一种心理疾病，准确地说，称为"惊恐发作"。

小娟丈夫承认自己在父亲过世后，确实特别在意自己的身体健康状况，自己也觉得变得特别容易紧张。但是，晚上睡觉明明是最放松的时候，缘何会在睡觉的时候发作呢？其实，人在多次担心躯体症状之后，对躯体症状的恐惧就会"自动"出现，而对死亡的过度恐惧将促使对身体细微变化的敏感性增强，并将之和死亡联系在一起。人在睡眠时，呼吸和心率在不同睡眠时期会有不同的变化，如果对这种细微变化过度敏感，那么导致惊恐发作就不难理解了。

小娟丈夫这三个月来，病情是如何发展的呢？是如何从当初的偶尔一次惊恐体验发展到"不敢睡觉"的呢？首先，出现第一次睡眠惊恐发作；其次，出现条件性地对睡眠的恐惧；再次，有意识地推迟睡眠或长期间断地睡眠剥夺，睡眠剥夺或松弛使醒觉和睡眠惊恐发作进一步加剧；最后，恐惧和回避行为加剧。当然，当事人

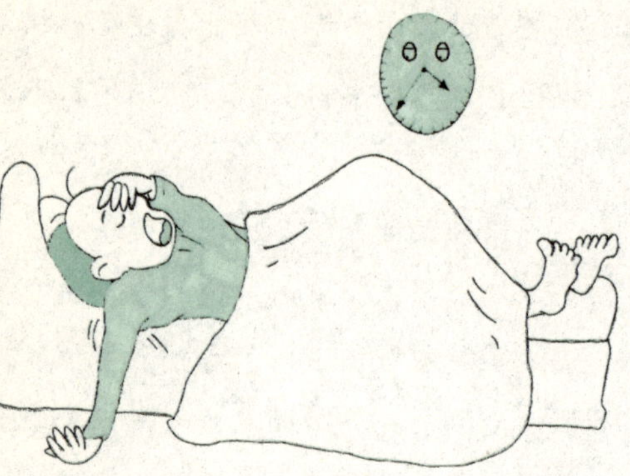

可能并不觉得自己被睡眠恐惧所困扰，而会以各种借口推迟睡觉时间，如工作太多、不困、想看电视等。也有的患者让朋友或配偶看着自己睡觉，希望在出现睡眠惊恐发作时能有人在现场。

搞清楚了来龙去脉，让我们回到本章的题目——不敢睡觉的男子汉。小娟的丈夫其实这半年来一直睡眠不好。然而，三个月来的这种异乎寻常的体验让小娟丈夫疲惫不堪，从开始对再次发作的害怕发展到对睡觉的恐惧和回避，最终变成了“不敢睡觉”，尤其是当家中无人时更是彻夜不眠。然而，正是这种慢性的睡眠剥夺更加重了睡眠紊乱和惊恐障碍的发作。

尽管大多数惊恐障碍的患者在白天发作，但夜间惊恐发作是相当普遍的现象。约 44% ～ 71% 的惊恐障碍患者反映至少经历过一次夜间惊恐发作，18% ～ 45% 的患者经常性或规律性发作，约有 10% 的患者惊恐发作都发生于夜间，患者对夜间发生的惊恐发作更为关注。

据文献报道，夜间惊恐发作较白天发作者有更为严重的失眠。很多患者因为有一次夜间惊恐发作的体验后，会继发发作前的焦虑和回避行为，因而变得不敢睡觉、害怕睡觉，甚至索性就不睡觉了。而害怕睡觉和不睡觉，反过来又会加重夜间惊恐发作，从而形成恶性循环。此外，夜间惊恐发作的人呼吸困难更为严重，提示自主神经功能的紊乱在夜间惊恐发作中起主要作用，而社会心理和认知问题是日间惊恐发作的主要原因。

对于本病的治疗和预防，应以心理治疗为主，辅以药物治疗。以阻断惊恐发作、减少继发的恐惧和回避行为为治疗目的。首应去除外源性因素如饮咖啡，或不良行为如睡眠剥夺这些加剧惊恐发作的因素，尽量回到正常的生活方式中来，尤其是保证健康的睡眠习惯。

本文的目的只在于传达这种情况的普遍性。如果本文的分析有什么偏颇之处，还请广大读者见谅。因为，本文目的不在于对这种疾病的学习，而只是提醒各位读者如果发现身边的朋友有类似的情况，除了想到是躯体方面的疾病外，别忘了有可能是一种心理疾病引起的睡眠问题。

此病爱在夜间扰　症状酷似“心不安”
重者夜间不敢寐　实为“惊恐”道天机

（洪　武）

日落而出的魔鬼

——谵妄

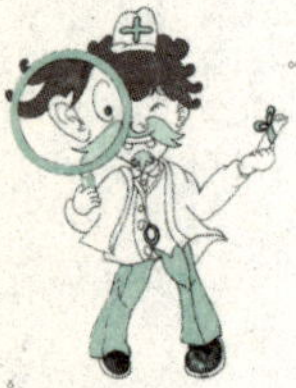

案例回放

小陈的奶奶今年75岁，是一位温柔、友善、善解人意的老年女性，平时非常注意养身保健，也喜欢和家人朋友聊天。前几天一次感冒后出现了高烧并诱发了肺炎，老太太被送到医院住院。医生积极地采取了各种医疗措施，子女们也非常孝顺，每天总有很多人来医院陪老太太。可是，接下来的事情却让小陈一家人非常纳闷。

自从住进医院后，小陈发现奶奶对家人的来访总是不理不睬的，无精打采，睡眼蒙眬，甚至有时候似乎不太认识家里人。开始的时候，家人认为可能是奶奶生病，身体比较虚弱，需要休息和静养，便也不太在意。可是奶奶的这个情况似乎有点变本加厉，尤其是护士反映奶奶晚上反而特别活跃，不配合挂水，也不让护士给其他病人挂水，接连好几个晚上都称看到过世的老伴来找她了。这让小陈的家人颇为紧张，心想奶奶这回是“脑子烧糊涂了”，甚至有人说是“中邪”了。

其实，像小陈奶奶这样总在晚上出现的睡眠紊乱、行为失控，甚至看到一些奇怪的景象或听到奇怪的声音等，在老年人身体状况很差的时候是非常普遍的。

在《三国演义》第78回有关曹操死亡的一节中，一代奸雄曹操的情况就和小陈奶奶的情况有几分相像。话说曹操自葬关公后，每夜合眼便见关公，心中惊惧不安，欲造新殿居之。匠人称有一神木可做栋梁，时有乡人劝阻，言树上有神人居住，不可伐。曹操不信，拔剑斩之，即血溅满身。晚间操隐几而寐，睡卧不安，梦见梨树之神拔剑斩其头，醒来后头痛难忍。数日后，夜间惊醒忽见伏皇后、董贵人、二皇子，并伏完、董承等二十余人，浑身血污，立于愁云之内，隐隐闻索命之声。次夜，又闻殿外男女哭声不绝，至晓。又次日，觉气冲上焦，目不见物，不久长叹一声，气绝而亡。

从上述的这段话来看，曹操曾多次在晚上出现睡卧不安，有时常在夜间看到和听到一些奇奇怪怪的东西和声音。也就是说，曹操出现了“幻听”、“幻视”和行为紊乱。那么，是什么原因导致曹操出现这些精神病性症状呢？有人说，曹操亏心事做多了，终致“仇人索命”。但我觉得“仇人索命”一说，应该只是善良的人一厢情愿的说法。

然而，《三国演义》中华佗曰：“大王头脑疼痛，因患风而起。病根在脑袋中，风涎不能出，枉服汤药，不可治疗。某有一法：先饮麻肺汤，然后用利斧砍开脑袋，取出风涎，方可除根。”说明曹操患有脑部器质性病变，即文中所指之“风涎”。因此，我们可以推断曹操是由于脑器质性疾病导致死亡，而曹操临死前的表现应该就是脑器质性因素导致的“谵妄”了。

正如本文题目，谵妄一般在晚上比较严重，因此患者将出现严重的睡眠紊乱。如失眠，严重者完全不眠或睡眠－觉醒周期颠倒。白天困倦，夜间症状加重，噩梦或梦魇，其内容可作为幻觉持续至觉醒后。白天觉醒状态减少，夜间异常增多，在睡眠－觉醒、梦与幻觉之间游离不定。轻者，白天打瞌睡，晚上睡眠紊乱；重者，出现严重的睡眠节律紊乱，这也是谵妄患者很常见的一种现象，也可以称为“落日现象”，或者称为老百姓更易理解的“日夜颠倒”。

其实，除了睡眠紊乱外，谵妄还有很多其他表现。比如“意识不清”，如陈老太太白天总是不理不睬、睡眼蒙眬的样子；看到或听到一些奇奇怪怪的东西和声音；变得不认识家里人、不知道时间、不知道身在何方等；说话、做事不能控制；出现心情变化等不同与平时的现象。

那么，有哪些原因可能导致谵妄呢？

谵妄的病因理解起来非常简单，就是身体上发生了器质性改变，影响了大脑的正常生理功能。其实任何原因都有可能引起谵妄，如酒精、毒品和某些药物的使

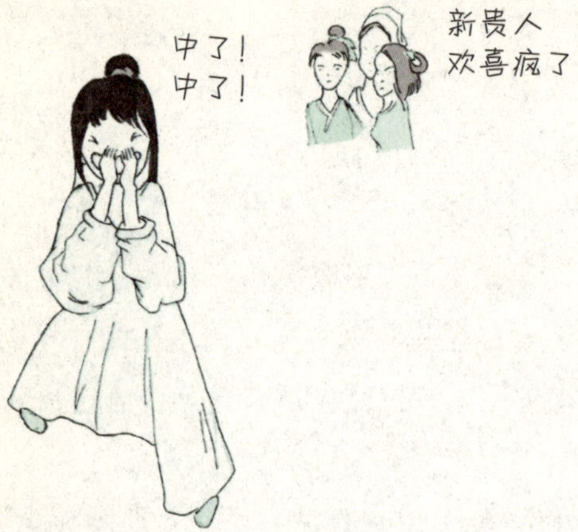

用，心、肝、肺、肾等重大器官的功能异常，内分泌及营养代谢的紊乱，水电解质和酸碱平衡紊乱等。尤其是老年人，最容易因为上述的种种原因引起谵妄。其实，谵妄在综合性医院是非常常见的，尤其在重症监护病房、烧伤病房和老年病房。

当然，除了上述提到的器质性因素外，心理因素有时也会引起谵妄。最经典的例子莫过于“范进中举”。虽然原文中并没有范进当时是否谵妄的所有证据，但是，原文中“不省人事”应该算是意识障碍，又如“噫！好了！我中了”，“走出大门不多路，一脚踹在塘里，挣起来，头发都跌散了，两手黄泥，淋淋漓漓一身的水。众人拉他不住，拍着笑着，一直走到集上去了。”显然能体现出行为言语的凌乱。作者吴敬梓在文中还提到“众人大眼望小眼，一齐道：‘原来新贵人欢喜疯了。’”其实，这里就可以理解为如今的“急性应激障碍”的诊断。

以上杂七杂八说了很多，还是回到谵妄与睡眠之间的联系。首先，谵妄患者的睡眠通常是节律紊乱，白天清醒时间缩短，表现困倦和嗜睡，而夜间则又“清醒”，并出现激动不安，故正常的睡眠–清醒周期被打乱，甚至颠倒。这时，不能轻易地认为只是失眠，或者认为是因为白天老打瞌睡而致晚上睡不着。其次，谵妄的症状通常呈昼轻夜重的波动。但是，我们需要与“睡眠–觉醒节律障碍”加以区别，此处不再唠叨，可参见本书的相关章节。

谵妄是一种比较危险的状态，不仅是因为谵妄引起的行为问题和睡眠问题可能导致危险，更重要的是谵妄提示了基础疾病的严重性。谵妄的治疗，首先是对基础疾病的治疗，其次是对行为、情绪、睡眠等症状的对症处理，最后是个人生活的护理。因此，当我们发现自己身边的人出现类似的情况，切记应及时到医院进行诊治。

家有老人反常态 昼夜颠倒急煞人
医后方知体有恙 切勿轻之酿后患

（洪　武）

睡美人之魔咒

——Kleine-Levin 综合征

童话故事中，美丽的公主被女巫诅咒而沉睡百年，直至王子之吻将她唤醒。现实社会中，我们惊异地发现沉睡的魔咒确实徜徉在人间，将被侵袭者带入漫漫的昏睡中。童话中的睡美人承担了太多的苦难，现实中沉睡的魔咒则多数侵袭男性少年。

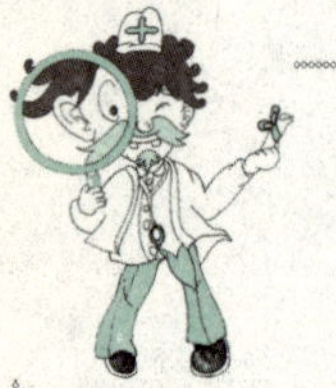

案例回放

17 岁的小奇，在冬天一次感冒初愈后，突然觉得特别想睡觉，旋即倒在沙发上呼呼大睡。从早晨睡到华灯初上，仍未醒来。家人几次叫他吃饭，小奇都是烦躁地嘟囔几句、又翻身睡去。家人觉得孩子感冒刚好，有点累，就没再叫他。奇怪的是，小奇第二天依旧呼呼大睡，家人喂东西给他，也被烦躁地推开。夜间，家人听到厨房传出奇怪的声音，原来是小奇在冰箱找东西吃。他两眼发直，不管食物生冷，都大口大口吞入腹中，连生肉和生蛋也不放过。家人想拦住他，但是小奇视而不见，吃完后径直回到床上，又呼呼大睡。家人还发现了他去过厕所，没有冲洗的痕迹。母亲吓坏了，想把小奇摇醒，结果小奇做出奇怪的表情，还伸出“禄山之爪”。家人意识到儿子一定出问题了，是不是感冒烧坏脑子了？可是这一切实在太怪异了，谁也没见过这样的病，村里的医生也说不知道。在家人焦急的等待中，一天天过去了，小奇还是沉睡不起，夜深人静之时，会突然起身吃东西和去厕所。为了避免小奇再吃生东西，家人只敢在冰箱摆放熟食。女性亲友来看望小奇时，他还是会做出过分亲昵的举动。小奇的奶奶实在看不下去了，从邻村请来了最有名的师傅，师傅说小奇是被一只冬眠的熊上身了，需要做法除魔。除魔后的第 3 天小奇突然醒过来了，一切回复如常，只是有些少言寡语和情绪不

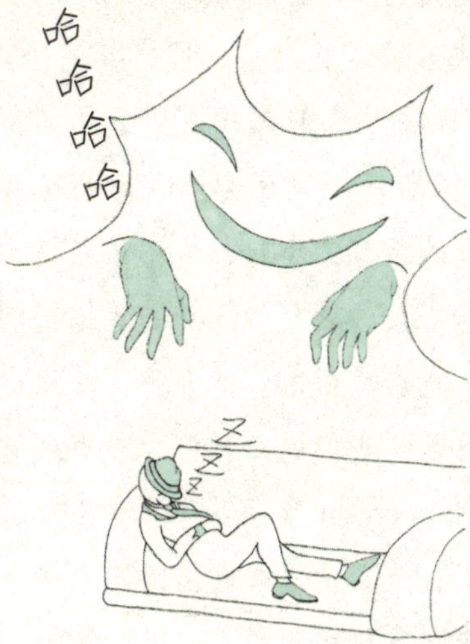

高。家人旁敲侧击地问前几天的事情，小奇似乎都记不得了，也难以相信自己居然一连睡了 8 天。家人对师傅千恩万谢，小奇又回到了正常的校园生活。然而，小奇在 3 个月后又陷入了昏睡，与上次如出一辙。家人马上请来了师傅，这次就没有那么快见效，过了 9 天后，小奇才再次醒来。以后，小奇差不多每 3 ~ 4 个月就会出现一次昏睡，不管师傅是否做法，都要 8 ~ 10 天才能醒来。小奇的父母意识到了师傅做法是没有用的，还是要看医生。他们就诊于各级医院，得到了五花八门的诊断，治疗也各不相同，但是睡魔还是如期光顾。终于有一天，睡眠专科医生帮助小奇抓住了这个睡魔的尾巴。

这个睡魔到底是谁呢？如果不算《睡美人》这个童话故事，Kleine 和 Levin 两位医生分别在 1925 和 1927 年最早发现了这个睡魔在人间的身影，它通常侵袭男性少年。被侵袭者每隔一段时间就会沉睡数日，没人的时候才肯吃东西，而且看到什么吃什么，性欲也增强了，甚至会骚扰家人或同性，变得烦躁和爱发脾气。既然有了睡魔的画影图形，全世界的医生就开始抓捕和查户籍。查户籍有什么用呢？《西游记》大家都看过，孙悟空七十二变、法力无边，也做不到见一个妖精灭一个，天上的妖精还经常惹不起。悟空只能上天去查他的户籍和来龙去脉，才收拾得了。所以了解对手才能有效地打击对手，看病也是一样。抓了差不多 100 年，各国医生都有斩获，但是数目很少，加起来也没超过 1000 个，妖精的门牌号码更是没摸着门。虽然没搞清楚人家的底细，但也总得起个名吧。大家一合计，谁发现就叫谁的名字吧，所以这个睡魔现在被叫做 Kleine-Levin 综合征，算是纪念两位医生识魔有功。

有位哲学家说过："只要存在过，必然有痕迹留存。"医生和睡魔斗了这么多年，虽然还没有摸到人家的大门，但是摸大门的线索还是找到了一些。首先，50%以上的被侵袭者都会首先出现感冒症状，才陷入昏睡。我们都知道感冒是病毒感染，那么会不会是病毒侵袭了人脑中睡和醒的指挥所，所以才会陷入漫长的昏睡呢？遗憾的是，医生们只发现了少数几例病毒感染的痕迹。不过，也不用气馁，随着我们病毒分离技术的提高，也许这就是睡魔的命门。其次，Hypocretin是近些年发现的一种下丘脑多肽，它是人类的睡眠调控器，有点类似电灯的开关，一按灯亮了（醒），再一按灯灭了（睡）。这个调控器出了问题，我们的睡和醒也就自然有了问题。医生们确实发现了一些被侵袭者的脑脊液Hypocretin水平下降，将来也许可以通过补充Hypocretin治疗这个病。再次，我们还注意到被侵袭者的睡眠、进食和性行为同时出现了问题。大脑的一些神经因子，特别是单胺因子，对以上三种行为都有调节作用，所以是不是单胺因子的代谢失调了呢？医生们也在进行这方面的探索，而且应用于临床治疗似乎有一定效果。最后，现在是基因时代，什么问题都要在基因上做些文章。只是很少有一个家族的两个以上成员出现过Kleine-Levin综合征，所以遗传的关系可能不大。然而，一些被侵袭者还是被发现携带人类白细胞抗体DQB1*0201纯合子，它与自体免疫相关，可能会放大感染的后果，这也许就是只有少数人感冒后会被侵袭的原因吧。

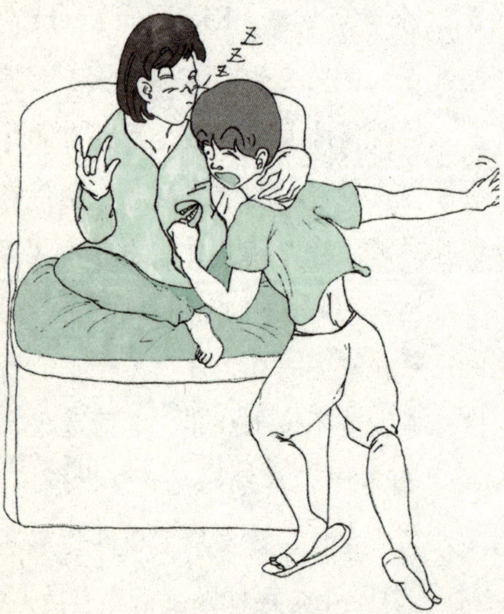

没能认清这位魔君的真面目，也就很难降服他，这就是"道高一尺、魔高一丈"的无奈吧。虽然医生并不能从根本上治愈Kleine-Levin综合征，但还是找到了一些办法来改善症状，减少嗜睡的发生，缩短每次嗜睡的时间。比如，小奇在医生的治疗下，发作的次数从4～6次/年减少到了2～3次/年，每次的发作时间也只有

4～5天了，发作时可以被唤起吃饭和上厕所了。当然，小奇是非常幸运的，因为绝大多数医生并不了解这个可怕的睡魔，这些患者经常被认为是中邪或者患上了精神病。

说了半天，大家一定都很关心小奇的最终结果如何。卖关子的说法就是“我有一个好消息，还有一个坏消息，你想听哪一个？”还是先说好的吧。这个睡魔还是很有良心的，似乎只想开一个玩笑。Kleine-Levin 综合征通常在7～8年后就会逐渐隐去，不会对被侵袭者产生任何影响，很多患者还考上了哈佛和耶鲁等名校。当然隐去的原因还不知道，唯一能够确定的是肯定不是被吻醒的。坏消息则是刚才的好消息是过时的消息。近年来，科学家通过更加精密的检测发现被侵袭者在恢复以后，认知能力还是受到了些许的影响，似乎恶魔的笑声仍在回荡。庆幸的是，这个影响并不大。打个比方，您有幸长了一颗爱因斯坦的脑袋，如果得了 Kleine-Levin 综合征，发现相对论可能就没戏了，但是当个中科院的院士还是没有问题的。

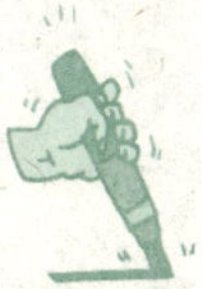

翩翩少年佳公子　沉睡数日不自知
性欲食欲亦增强　待到成年病自愈

（张　斌）

一桩血案引发的医学思考

——睡眠暴力行为之诈病

在美国，有一富商娶了一个年轻的太太，他的儿子一直不太满意，后来一天夜里杀了他的后妈。富商说他的儿子有睡行症，以前就发生过，儿子也说什么都不知道。这成为当时很难审判的一个案件，儿子的这一行为说明了什么问题？是他心肠恶毒，抑或他其实是无辜的？当时媒体的争论也很激烈。对于这类案件，除了一般资料的收集，连续7晚的多导睡眠检测（PSG）是美国司法所要求的，该项检测技术将有助于鉴别出谁才是真正的睡眠失调症患者，谁又是伪装的病患，前者只在极少数情况下会导致暴力行为的发生，而后者往往是精心策划的一场谋杀。在检测过程中，这个儿子想伪装睡行症，结果PSG清晰地显示他是在觉醒状态。在铁的证据面前，儿子承认了自己的诈病行为，案件得以告破。我们在这里并不想对富商和他的儿子进行过多的批判与谴责，而是想通过这个案件抛砖引玉，从生物－心理－社会医学模式的三个层面剖析一下这桩血案发生之根源。

我们不妨先从生物学角度分析一下，毕竟PSG是我们破案的最大功臣，套用孙悟空的话，“任你妖怪变化多端，也逃不过俺老孙的火眼金睛”。那么，PSG究竟是什么宝贝，如何揭穿了儿子的致命伪装呢？原来，PSG监测除脑电图（EEG）外，还包括心电图（ECG）、肌电图（EMG）、眼动图、胸式和腹式呼吸张力图、鼻及口通气量、体位体动、血氧饱和度以及阴茎海绵体肌容积等十余个通道的生理信号。这个仪器与传说中的“测谎仪”有异曲同工之妙。想想看

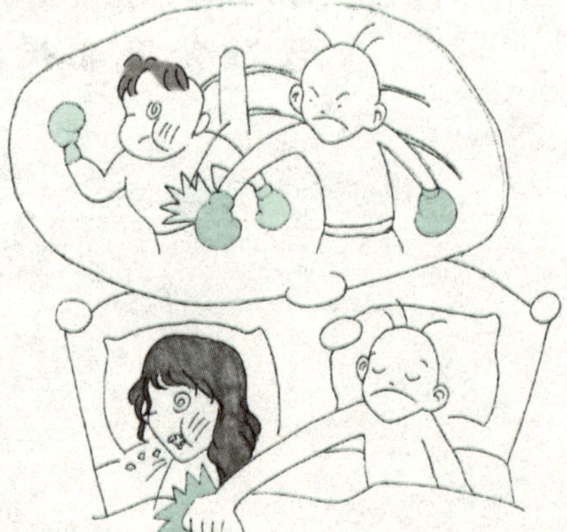

吧，任你是说谎高手，已经达到了《真实谎言》中特工哈里·塔斯克尔的水平，在说谎过程中能控制你的呼吸、心率、肌肉紧张度，但是不要忘了“天网恢恢，疏而不漏”这句至理名言。任凭富商儿子是传说中的武林高手，也必有致命死穴，而人脑中永不消逝的电波正是他的命门所在。正是这种和意识直接相关的生理信号揭开了富商儿子说谎的秘密。具体来说，正常健康人由清醒进入睡眠后 EEG 呈现一系列周而复始的节律性变化。通常先出现非快速眼动（NREM）睡眠，也称慢波睡眠（SWS），它包括 1 期（入睡期）、2 期（浅睡期）、3 期（深度睡眠期）。科学研究显示，富商儿子想要伪装的睡行症发作仅发生在少梦的 NREM 睡眠第 3 期。我们不妨说得再简单点儿：觉醒和睡眠代表了大脑活动的两种状态，觉醒的时候外界的信息不停地通过感觉器官传给大脑，大脑不停地进行分析，并做出反应，因此处于一种活跃状态，EEG 以阿尔法（α）波和贝塔（β）波为主；深度睡眠时信息量大大减少，大脑不用再这么高度“警惕”，而是转入了一种放松状态，EEG 以德尔塔（δ）波为主。任凭富商儿子再怎么聪明，他也无法随意控制自己的脑波频率，通过连续 7 天的睡眠监测，PSG 清晰地显示他所伪装的“睡行症发作”期均以“觉醒的”阿尔法（α）波和贝塔（β）波为主，并未出现“熟睡的”德尔塔（δ）波。在科学面前他的谎言不攻自破。

然而这个案件向我们提出了另外一个问题，富商儿子为什么要伪装成睡行症患者呢？难道睡行症可以作为辩护理由而使他免于刑罚吗？这里不得不提一个医学名词——睡眠暴力，即在睡眠的过程中发生无意识地伤害别人或自己的行为，这种伤害性行为轻者只是皮肉伤，严重者可发生骨折、内出血，甚至失去生命。当然，睡眠暴力只是代表着一个症状，其中包含许多引起睡眠暴力的疾病，大致可以分为两大类，第一大类为神经疾病引起的睡眠暴力行为，例如睡行症、快速眼动期行为障碍；第二大类为精神疾病引起的睡眠暴力行为，如心因性的解离状态。成功辩护无意识行为的第一人被认为是阿尔伯特·蒂雷尔。蒂雷尔于 1846 年在马萨诸塞州波士顿被指控谋杀他的爱人，一名叫玛丽亚·比克福德的妓女。他的律师鲁弗斯·乔艾特向陪审团证明，蒂雷尔并没有割断比克福德的喉咙，或者说如果他这样做了，他是在睡行症发作时做

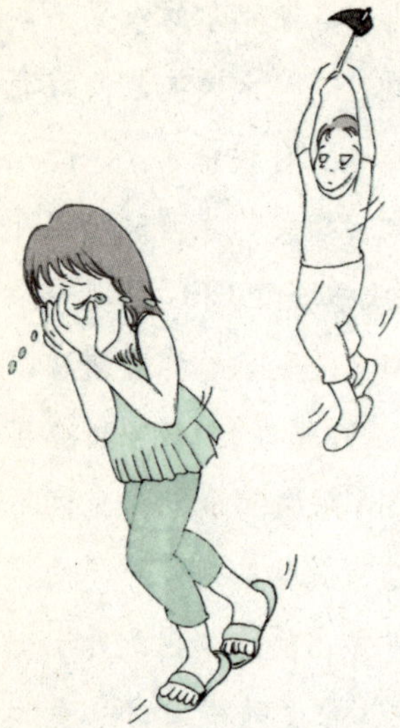

的，属于“睡眠的疯狂”。从那时起，这种有争议的辩护就被用在凶杀审判中，多达60次以上。一时间，是否要为梦游症患者的过失犯罪行为作无罪辩护这一话题引起了人们的热议。与此同时，睡眠暴力在电视及平面媒体不断被报道，有些人为了逃避刑罚或使犯罪行为合法化，因此就有装病的行为发生。在国外的案例报告中曾有一对年轻夫妇，丈夫在睡觉时爬起来对他的妻子实施暴力行为，尽管妻子急忙逃开，丈夫还是拿着铁锤追打。经过详细完整的神经、精神及睡眠检查，才发现是诈病。回过头来想想这桩血案，富商儿子也许就是在一定心理因素和社会因素（与继母不合、无意识杀人的侥幸心理）共同作用下，残忍地将继母杀害，借用一名法官的话说“无意识行为是流氓的最后一个护身符”。睡眠暴力近几十年被广泛讨论并且制作成教育性的影片，让民众了解什么是睡眠暴力，但这种媒体宣传真的是一把双刃剑，在让人们了解医学常识的同时，让真正的坏人有了可乘之机。

到了该做总结的时候了，回顾整篇文章，发现从一开始就是一个与“暴力”和“欺诈”有关的沉重话题，让我们试着轻松一点儿，用一句很有哲理的话与大家共勉：行一件好事，心中泰然；行一件歹事，衾影抱愧。

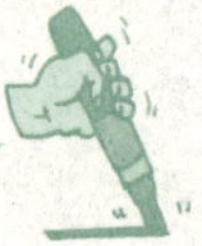

睡眠暴力似人魔　科学监测真相破

法网恢恢终不漏　好事多行社会和

（张云淑）

庄周化蝶

——清醒梦

说到“化蝶”，人们首先可能会想到梁山伯与祝英台的故事。一对有情男女化作翩翩起舞的蝴蝶，在百花丛中飞翔……虽说有些哀怨，但却留下了千古传唱的浪漫爱情故事。梁祝化蝶的故事在今天可谓是家喻户晓，殊不知历史上还有一则著名的“化蝶”故事。《庄子·齐物论》中记载：在很久以前的一天，庄周梦见自己变成了一只自由飞翔的蝴蝶，悠然自得地飞舞在树林间、花丛中，感到无比的畅快和惬意。一阵微风过后忽然间醒来，惊惶不定间方知原来自己还是庄周，遂慨叹不知是自己在梦中变成了蝴蝶，还是蝴蝶梦见自己变成了庄周。

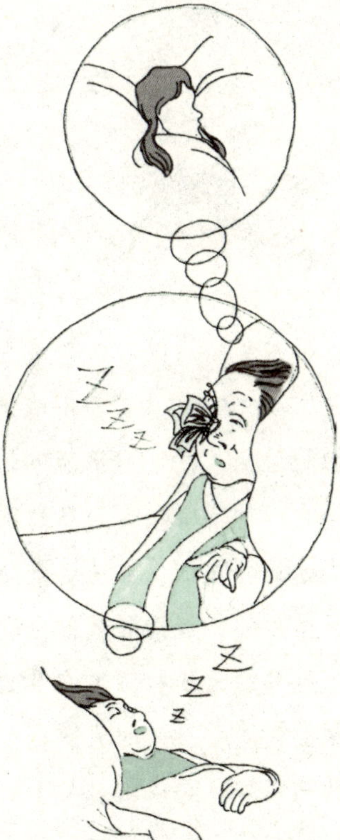

这则奇幻美妙的庄周化蝶的故事，实际描述的是一个有关清醒梦（lucid dreaming）的故事，故此“化蝶”，非彼“化蝶”也。那什么是清醒梦呢？所谓的清醒梦，就是睡眠中发现了自己刚才是在做梦，觉得自己醒了，而实际上还是在梦中，也就是不必等到醒来就知道是一场梦。清醒梦又称为清明梦、智梦、自知梦等。它通常有多重梦境，是梦中有梦，最多据说可以有七重。前期热映的好莱坞大片《盗梦空间》让我们对此有了更直观的感受，片中最多给我们描绘了五重梦境，却已让观者为之神驰目眩、悠然神往了。在清醒梦的状态下，做梦者可以拥有清醒时候的思维能力，部分人在梦境中的体验甚至犹如置身于现实世界，以至于分不清自己究竟是醒着还是身处梦中。庄老夫子既然不能分清是自己做梦变成了蝴蝶，还是蝴蝶做梦变成了庄周，就等于仍在梦中，但庄老夫子当时却以为自己已醒转，所谓的梦醒不过是重新入梦罢了。

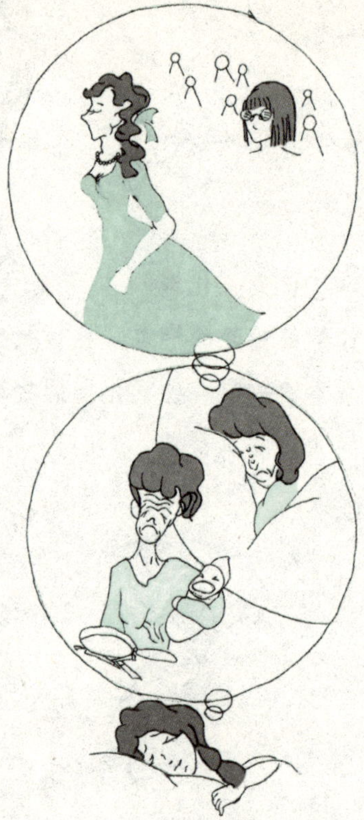

从人类做梦开始，清醒梦就已经存在了。但并非每个人都能在梦中察觉到自己在做梦。有调查显示，约 58% 的人在其一生中会体验到这种清醒梦，有 21% 的人至少每月体验过 1 次。清醒梦一词最早是在 1913 年由荷兰的精神科医生 Frederick Van Eeden 提出来的。而最早提出清醒梦存在可能性的记载，是出自 1968 年英国心理学家 Celia Green 编写的《Lucid Dreams》一书中，Celia Green 也是最早把清醒梦与“假清醒”的现象联系在一起的人。

清醒梦是如何产生的呢？它的发生机制和一般的梦有什么差别吗？ Celia Green 通过科学研究发现清醒梦和一般的梦是不一样的，当时预言它跟快速眼动睡眠有关。后来经多导睡眠图记录证实清醒梦确实与快速眼动睡眠有关。在早期的研究中，睡眠学家发现清醒梦经常出现在快速眼动睡眠相中，尤其是快速眼动睡眠相的后期，遂认为清醒梦是快速眼动睡眠相的一种现象。但近来的研究发现清醒梦是在一种具有快速眼动睡眠和清醒两种特点的状态下发生的。人类始终处于清醒、快速眼动睡眠及非快速眼动睡眠三种状态中，而且这三种状态通常是彼此独立并相互排斥的，但清醒梦的出现却能将它们彼此融合在一起。科学家们也在试图发现做一般梦的大脑和做清醒梦的大脑之间有何差别，结果发现二者最主要的区别在大脑侧前额皮质。人的大脑侧前额皮质是和我们的逻辑思维和工作记忆有关的，在我们做一般梦时它通常是处于关闭失活状态，但当我们做清醒梦时，似乎有一只无形之手打开了这部分脑区的大门，这无形之手是谁呢？相信肯定不会是“解除睡美人之魔咒的王子之吻”，可能是因为某种认知活动（如我在做梦）的刺激，使这部分大脑的活动水平开始逐渐复活，并恢复到清醒时的水平，带有芝麻开门般的神奇感。而此时掌管梦境的脑区活动又还没有关闭，从而就形成了一种可以认识、控制和引导梦境的状态。这时候，一扇看不见的神奇之门倏然开启，睡梦中的人便获得清醒的感觉。

清醒梦是一种非常奇妙的梦境体验，做梦者能够清醒地意识到自己置身于梦中，甚至能进一步控制、引导梦境的内容。说它奇妙是因为梦境往往是无拘无束、可以任意驰骋想象的，在其中你既是演员同时又是导演，就像一个垂垂老矣的庄老夫子竟然像梁山伯与祝英台那样，化身于一只美丽的蝴蝶在花丛中翩翩飞舞。而诺兰的《盗梦空间》中主人公迪卡普里奥率领的盗梦团队更是把清醒梦境的控制与引导演绎到了极致。片中的震撼场景如失重捆绑、翻转走廊、翻转城市、静态爆破、海边倒塌的大楼等以及盗梦团队在多重梦境随意穿梭的画面，更是让人叹为观止。一位文人曾经说过：“当你没有足够的钱去买梦中之物时，你就去买一个梦。”对于能做清醒梦的人来说，连梦都不用去买，单凭自己做就行了。能随心所欲地编织自己的梦境，在梦中与自己的知己好友在“天苍苍，野茫茫，风吹草低现牛羊”的草原上纵横驰骋、对酒当歌，那是多么地快哉！与自己思慕的恋人生活在《盗梦空间》片中主人公迪卡普里奥与其太太玛丽昂·歌迪亚共同缔造的梦幻世界里，那是多么的令人神往！梦在此时成了名副其实的“心想事成，得偿所愿”了。

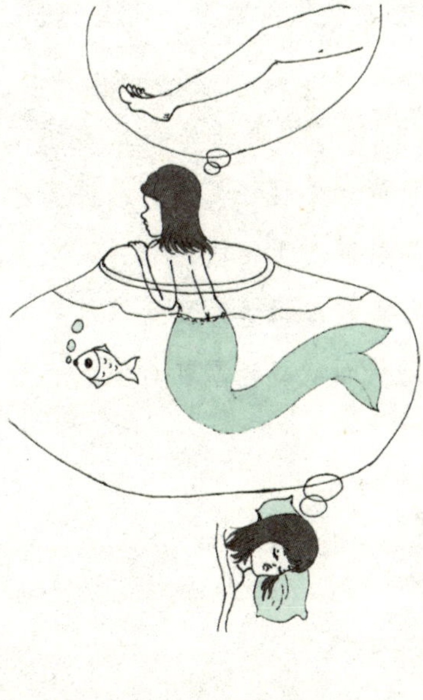

美国斯坦福大学的心理生理学家 Stephen LaBerge 是研究清醒梦领域的一位权威专家。他曾经对进入清醒梦状态的被试者，做过一些如估计时间、计数、规律眼球运动、性活动等行为反应的测试。结果就发现，被试者梦境的内容与反映相应行为的生理指标之间具有十分明显的相关性。这个试验反映出一个很有趣的现象：对于梦中的行为，我们确实是在“做”，而不仅仅是想象地做。因此我们平常用“做梦”来描述梦，确实是有一定道理的。

清醒梦这么神奇和好玩，那怎么让自己也体验一回呢？国内外已有很多学者做过人为诱导清醒梦的研究，Stephen LaBerge 就是其中非常有代表性的一位。他将清醒梦定义为“知道自己在做梦时做的梦”，并开发出许多技术让人们能够随意进入清醒梦状态。1987 年他还创立了清醒梦协会来向普通老百姓传授如何做清醒梦。其中最著名的是一种叫“清醒梦记忆诱导术”的方法。具体做法如下：第一步，先找到一个能让自己很容易并很舒服入睡的地方；第二步，尽量让自己全身彻底地放松；第三步，反复对自己讲，并相信“我会在我做的每一个梦之后都醒过来，而且我会记得我做的梦”；第四步，当你从梦中醒来时立即把梦记下来，即使你几乎记不起任何事情，也要把你对梦的感受记下来；尽量寻找梦标（dream signs），为后面确认自己身处梦中提供线索；第五步，躺下来重新入睡，靠想象力再回到刚才的梦境中；在梦中反复审视你自己，努力寻找到梦标，进而意识到你现在还身处梦中；第六步，就是每次你在夜里醒来时反复对第四步和第五步的内容进行练习。Stephen LaBerge 认为，大多数人经过一定的训练都能做清醒梦。而并不一定需要像《盗梦空间》中看到的需要借助特定的仪器装备、药物才能做清醒梦。看到这里，估计没有清醒梦经历的读者已经有些蠢蠢欲动了吧。

最后，也许会有读者问：这种清醒梦虽然很奇妙，但它到底正常不正常啊？它对我们有没有不好的影响呢？反正迄今为止，科学家尚未发现任何研究结果提示清醒梦会对人类的生理或心理造成负面影响。此外，清醒梦对于常做噩梦的人来说却是一个不错的福音，因为这让他们在梦中经历被怪兽追赶、掉落万丈深渊等恐怖情景时，可以第一时间意识到这只不过是一场梦而已，从而能减轻噩梦对他们的困扰。

大千世界奇事多　清醒梦境添一员
梦中还有梦中梦　自觉清醒非清醒

（陈　林）

解密张飞之睡不瞑目

——睁眼睡眠

说到历史人物张飞，他给人留下了“爱敬君子而不恤小人”的印象，最终却自食其果，死于非命，被两名部将所杀。这一形象在《三国演义》第八十一回中作了生动刻画。张飞急于为结义兄弟关羽报仇，命帐下末将范疆、张达三日内制办白旗白甲，准备三军挂孝伐吴。二将称“一时无措”，请求宽限，张飞大怒，痛打二将。二将心怀不满，又恐次日被杀，便在当晚“各藏短刀，密入帐中”行刺张飞。以短刀刺入飞腹，飞大叫一声而亡。后人不禁为他的忠义之心所动容，为他没有死得其所而惋惜，冠以“死不瞑目将军”的称号。其实说张飞死不瞑目，还有一个重要的原因是张飞与常人不同，原来张飞“每睡不合眼”，也就是说，张飞在睡觉时总是睁着眼睛。《三国演义》中描述道：“二贼见张飞须竖目张，不敢动手，后来听他鼻息如雷，方敢近前。”由此，后世还流传有“张飞睡”的说法。那么，张飞的“睡不瞑目”是确有其事，还是罗贯中对张飞临死前迹象的一种夸张描写？千年后的今天，让我们来解密张飞“睡不瞑目”的可能性吧！

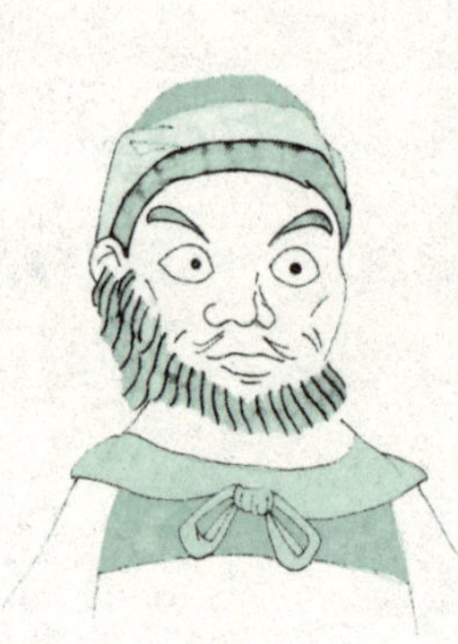

大家都知道，人在睡眠时一般都会闭上双眼，那么到底有没有“睡不瞑目”这回事呢？答案是肯定的，早在两千多年前的《黄帝内经·灵枢》中就有记载。中医称之为“目不瞑”或“露睛”，认为是阴阳不相交所致。西医称之为“睁眼睡眠”，它又是如何来解释的呢？这首先要从眼睛的结构和睁闭眼的机制说起。睁闭眼也就是上下眼皮的张开和闭合。眼皮在医学上称为眼睑，分上下两部分，两眼睑之间的空隙称为眼裂。睁眼、闭眼和眨眼等动作主要是通过眼睛周围肌肉的收缩和松弛

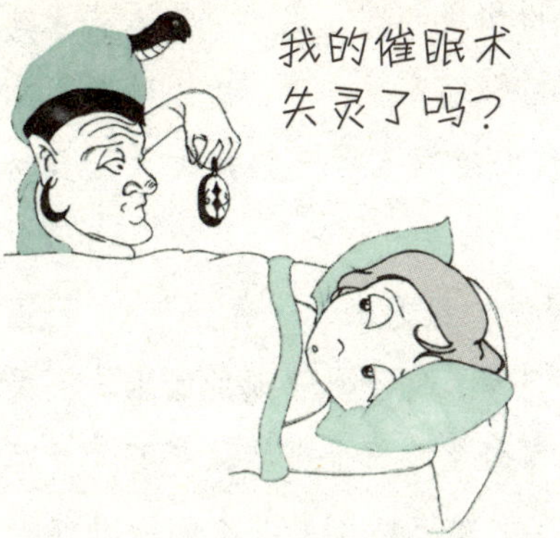

来完成的，受面神经支配。眼睑如同为眼球量身订制的“外衣”一样时刻保护着眼球。通常，在清醒时，人们睁眼接受外界信息从而进行各种活动。眨眼是在睁眼活动时出现的，而在睡眠时便消失，其目的是为了滋润眼球。人们在睡眠时自然闭上双眼，这不仅可以隔断外界光线的刺激，还可以保持眼球表面湿润，使其得到有效保护，让大脑获得充分休息。如果眼球和眼睑不匹配，便会出现眼睑闭合不全。

现代医学表明，如果上下眼睑在睡眠时无法完全闭合就有可能出现“睁眼睡眠”现象，确实有极少部分人因为各种原因表现为“睁眼睡眠”，也称“眼睑闭合不全”。究其缘由，实质上主要可分为眼睑（“外衣”）过小和眼球（“身体”）过胖两大类问题。第一类问题是神经和肌肉病变引起眼睑功能受损，导致闭合不全，如面神经瘫痪、重症肌无力、外伤引起的眼睑缺损等。另一类问题则是眼球过大，使眼球过度突出，如甲状腺功能亢进、眼眶内肿物、眼眶蜂窝组织炎等所致的眼球突出，也可能导致眼睑闭合不全。此外，有极少部分人生来眼球和眼睑不太匹配，而并无其他病变，天生表现为“睁眼睡眠”。

说到这里，您肯定很想知道睁眼睡眠的人与通常闭眼睡眠的人的感受又有什么不同呢？他们在睡眠时能看到东西吗？他们会做梦吗？实际上，视觉的形成依赖于外界物体穿过瞳孔刺激视神经，从而传递至大脑的视觉中枢产生图像。睡眠时因眼球上转，轻微眼睑闭合不全者的角膜、瞳孔可被上睑覆盖，仅球结膜下部或少量角膜下缘外露，不会造成严重损害，当然肯定是看不到东西的。而对于那些严重眼睑闭合不全的患者来说，眼球不能被遮盖，角膜、结膜因长时间暴露而易受到损害，引发炎症，外界物体信息也可穿过瞳孔至视神经。这样一来，他们岂不就能看到物体了？其实不然，否则张飞也不会被暗杀了。在睡眠中，人类各种感觉系统包括视觉、听觉中枢的敏感性往往受到抑制或关闭。通过医学观察发现，睁眼睡眠的人在入睡时受到外界光线的影响，部分人在入睡时会变得稍慢一些，但一旦进入真正睡眠，他们虽然睁着眼，但是反应却很迟钝，可以保持视而不见，就“睁眼睡眠”本人的感受来讲，与普通人并无差异。这也不禁让我们感叹人类大脑强大的奇异功能。

这么说来，张飞的“睁眼睡眠”又是什么原因呢？我们来一一作分析。《三国演义》中用“环眼”来形容张飞的那双眼睛，可以想象，它不是一般的圆眼，而是像个圈一样的眼睛。拿上面第一类病症来说，张将军经常在野外征战，免不了受尽风寒，倒是有可能出现面瘫这一病症，但是该病为急性起病，多以单侧面神经受累，故会表现为口角外斜，眼睑闭合困难，面部看起来显得不对称，在日间活动时也会有此感受。再说重症肌无力，它主要表现为局部或全身横纹肌在活动时易于疲劳无力，这必然会影响患者的活动功能。要是这样，张飞能英勇作战的话简直是难以想象的。而且，眼睑的局部肌肉病变与《三国演义》中多次提到张飞“圆睁环眼，倒竖虎须”的面部特征显然不太符合，若是如此，范、张二贼暗杀他时也不会因此不敢近前了。

再谈第二类病症，炎症会出现疼痛和红肿，肿瘤也会有它的特点，这些与历史上的张飞显然也不吻合。这样分析下来，也就剩下甲状腺功能亢进（俗称甲亢）了，莫非张飞真的患有此病？我们不妨来了解一下该病。甲亢是一种自身免疫性疾病，为甲状腺激素分泌过高引起新陈代谢率增高所致。主要表现为高代谢症候群，包括怕热、多汗、心悸、食欲亢进等；神经兴奋症状则表现为情绪烦躁、易激惹、脾气暴躁、双手震颤等；另外还可有甲状腺肿（俗称“粗脖子”）和眼征（眼球突出）。这么看来张飞还真有点像，小说中的他行事鲁莽、脾气暴躁，对下属非常严厉，动辄鞭打下属，这与甲亢的神经兴奋症状较为吻合；且

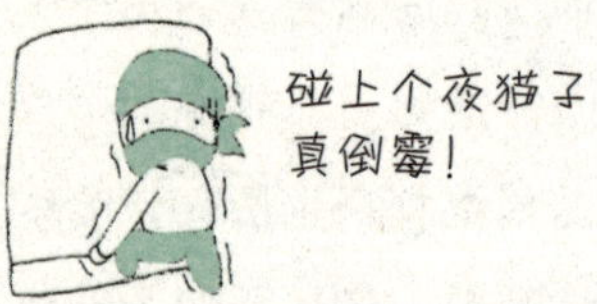

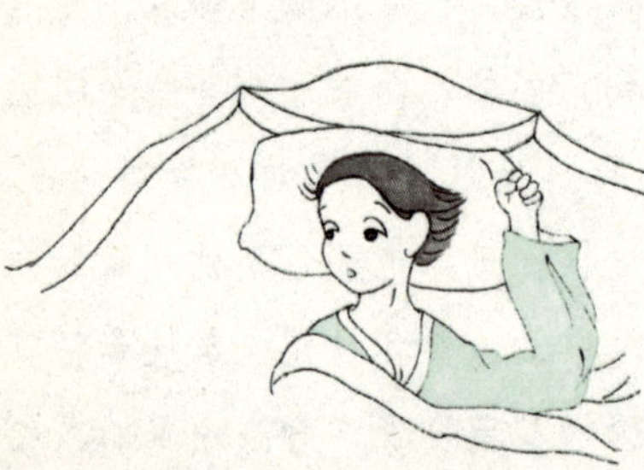

他的面容异于常人，尤其是那对环眼可与甲亢的眼球突出相当；此外，传说中还提到诸葛亮为磨炼张飞性格，要他穿针绣花，但张飞穿来穿去，却穿不进，难不成因为他有手颤或者视物重影？这可都是甲亢的病征。如若张飞的“睁眼睡眠”是因为甲亢作怪？那他性情暴躁、不恤小人也就情有可原了。

说了那么多，张飞也被戴上了一个疾病标签，希望那些被他鞭打过的部下能够原谅他的冲动，别在千年后还记恨他。在这里，我们并不见得是为了给张飞申冤，更主要的是想借张飞之名将“睁眼睡眠”这一现象介绍给大家，提醒大家若是注意到有人睡眠时睁着眼睛，不要被其吓倒。对于症状较轻的睁眼睡眠患者，大可不必过度担心，可适当给予眼罩或纱布遮盖，必要时用抗生素眼膏或眼药水涂抹眼睛，以防不必要的伤害和水分的蒸发引起角膜炎等并发症。严重者可去医院查明原因，以免延误治疗。让我们感到放心的是，现代医学的发展已可以通过药物、整形和手术等方法来缓解和解决这些睁眼睡眠问题。至于张飞到底是哪种情况的“睁眼睡眠”现已无从考证，真正的原因还需依赖其他的客观检查结果，我们也就没必要再探究下去，而该让死者好好安息，否则他就真的要“死不瞑目”了。

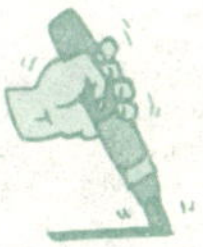

历史人物猛张飞　须竖目张吓煞贼
若是碰到莫害怕　睁眼睡觉有这类
你若也有张飞睡　及时询医把因归
对症下药解决它　从此睡眠更为醉

（陈巧珍）

不需要睡眠的人

——不眠症

经常会有患者跟我诉说自己“一直都没有睡好”，甚至有患者说“已经好几个月都没睡了”。其实，这些患者实际上是有睡觉的，只是睡眠质量不好，甚至有些人只是主观性失眠。

但是，这个世界上是不是真有“不需要睡眠的人”呢？所谓“不需要”是指即使没有睡觉，当事人依然精力充沛、精神正常、工作生活如常、身体健康。他们中，有的短则几个月不睡觉，有的长达数十年不睡觉。

在西班牙首都马德里附近的塞科维亚市，有一个叫赫舒斯·福鲁托斯·塞诺维亚的人，他从19岁那年，一次正常的睡觉被惊醒后睡眠就日益减少。到了1955年，就开始不睡觉了；俄罗斯《真理报》2006年8月2日报道了一位俄罗斯妇女克拉拉·祖尔基纳，她在十几年前遭遇雷击，但奇迹般地捡回一条命后，却失去了睡眠欲望。祖尔基纳至今仍然在一家国有农场从事挤奶工作，尽管失去了睡眠，有时候一个星期只需要睡2～3个小时，但她并不会感到困倦和疲惫。类似的情况还有著名的美国律师塞缪尔·昂特迈耶、瑞典人奥拉夫·埃里克森、越南人Thai Ngoc等。

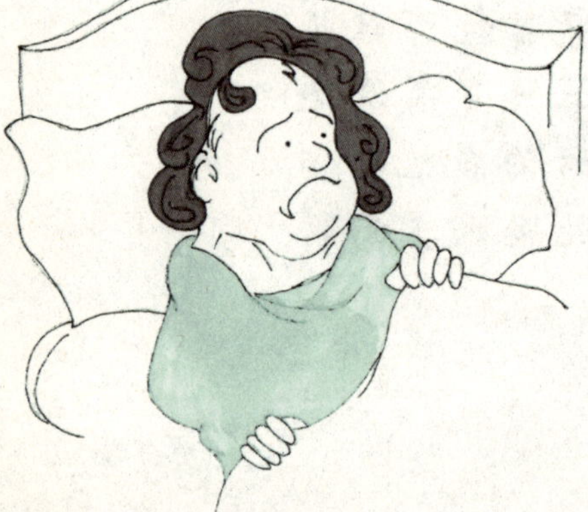

上述的这种奇怪现象中国也有。如河南省平舆县有一位宋氏七旬老人，已经50年没有睡觉了。据老人自己介绍，他年轻时就很少睡觉，每天只睡一两个小时，后来到20岁左右的时候，睡觉就越来越少，每天也就打一两次盹，每次打盹也就一两分钟。打完盹，精神体力就恢复了。

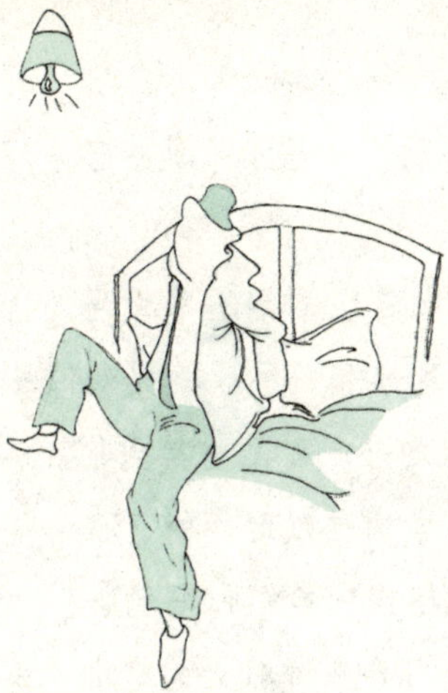

他们中的有些人，曾用过多种帮助入眠的药物，但都无济于事。读到这里，我们不禁会想，人真的可以不睡觉吗？接下来，让我们先来了解一下，人为什么需要睡觉吧。

人为什么需要睡觉？关于这个问题，其实科学界并没有一个明确的答案。最普遍的观点认为在睡眠过程中，大脑和神经系统得到了修复整理、营养补充和能量储存，体力得到了恢复，疲劳得到了消除。因此有人用三个“R”，即修复（Repairing）、恢复（Restoration）、再生（Regeneration），来描述这个过程。然而，睡眠过程到底如何驱除疲劳、恢复脑力和体力，从细胞水平和分子水平上，生物科学家还处于探索中，这里就不予详述了。

还有观点认为，人类本来是不需要睡眠的。睡眠只是人类在进化的过程中获得的。由于自然的白昼和黑夜的交替变化，使人这种“昼行性动物”（人在黑暗的夜里看不清物体）也像其他许多昼行性动物一样，养成了日出而作、日落而息的习性，由此逐渐演变成与自然昼夜相一致的觉醒与睡眠的交替。还有人提出，睡眠与觉醒的交替可能是受体内化学物质周期性波动的控制，而体内某些化学过程又可能与光照和黑暗有关，所以形成了昼夜交替的睡眠节律。

那么睡眠是所有动物都需要的吗？不同动物的睡眠有什么区别呢？

睡眠并非对所有的动物都同样必不可少，动物的睡眠方式亦各有千秋。细胞在生物科学家的组织培养箱中似乎并无睡眠的需求，当然更谈不上昼夜睡眠节律。与此类似，阿米巴和草履虫等原生动物，有“吃”则长，无“吃”则息，营养决定命运。睡不睡，无所谓。而有些动物，如鸡、长颈鹿、兔子、狗等，并不需要像人类一样睡眠，它们大多只需要稍稍打个盹，或是眼睛半睁半闭，或是睁一只眼、闭一只眼。而海豚和海豹的睡眠法术最为高超。科学家们研究了海豚和海豹的脑电图发现，海豚和海豹的左、右脑分工合作，惟妙惟肖。左脑、右脑轮流睡觉。所以海豚的睡眠是在清醒的状态下进行的，在睡眠时仍然能有意识地不断变换着游动的姿势！

讲到这里，我们不免会想世界上的那些“不需要睡眠的人”是不是具备了上述这些动物的特异功能了呢？

“不需要睡眠的人”到底是属于正常状态，还是异常状态？对照睡眠障碍的国际分类（ICSD）中有关睡眠障碍的分类，最可能与这种现象相关的疾病是短睡眠者（short sleeper）。所谓短睡眠者，是指个体在24小时内的睡眠时间与其同年龄组相比明显减少，每天常规的总睡眠时间少于同年龄组正常最短睡眠时间的75%。短睡眠者亦称为“健康性”失眠、无症状性失眠、正常睡眠谱中的最短睡眠现象。

从上述定义来看，那些“不需要睡眠的人”似乎基本符合短睡眠者的标准。他们中有些人一天中会有几个小时的睡眠，有些人可能只有几十分钟的睡眠，而有些人可能只有短暂的“打盹”或打个哈欠。除了“没有睡眠”外，他们一般没有其他异常情况，没有与睡眠问题相关的其他躯体或精神障碍。如此说来，这些“不需要睡眠的人”并不是完全没有睡眠，而只是睡得比较少而已。然而，有些“不需要睡眠的人”却坚称自己的确是完全没有睡眠。

中央电视台“走进科学”栏目曾报道了一位自称40年不睡觉的河南女性李某。她自称从五六岁开始就没睡过觉，不仅不用睡觉而且天天还精力充沛、干活不会累。记者带着李某到医院里里外外检查了一遍，该检查的都查了。除了轻微胃炎外，她身体非常健康。当时医生也给她做了多导睡眠图的监测，结果发现李某的睡眠图有睡眠迹象，她的睡眠在整个24小时内有大概100分钟的浅度和中度睡眠期的睡眠。那么，也就是说李某其实24小时内有不到2小时的睡眠。随后，记者再次带其到另外一家医院进行了48小时睡眠监测。结果发现，她的睡眠是的的确确发生了，而且睡眠时间还不短，48小时中居然睡了

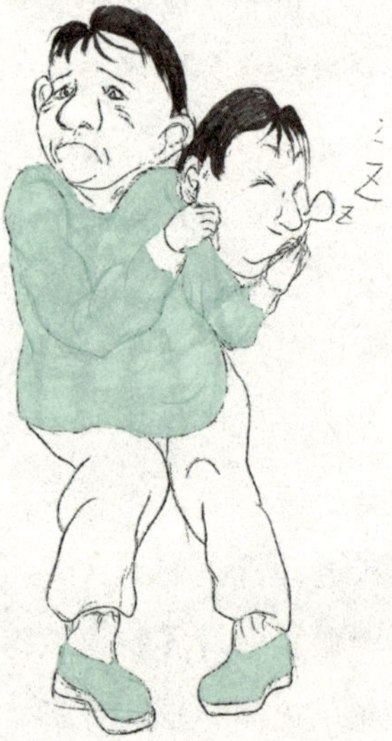

差不多有16小时。但奇怪的是，在实时监测的画面里总看见她睁着眼睛，即使闭眼躺在床上的最长时间也不超过10分钟，那么2天之内发生的16个小时睡眠，她又是怎么做到的呢？睡眠图提示李某的睡眠连续性差，经常睡睡醒醒，甚至监测画面中显示李某在和其丈夫聊天时，睡眠图中却显示为睡着状态。

至于古今中外的其他“不需要睡眠的人”是否存在与李某一样的情况，我们不得而知。总之，通过本文的描述，我们了解到在这个世界上确实存在“不需要睡眠的人”，这种现象在当今睡眠科学的领域中尚很难完全解释，这些所谓的“不需要睡眠的人”可能并非完完全全没有睡眠，只是睡得比较少或不持续、没有深睡眠等，他们可能属于“短睡眠者”的范畴。而这种现象的产生可能与多种原因有关，例如与某种遗传基因有关，也可能与轻微的脑损伤有关，还有可能与一些心理事件有关。

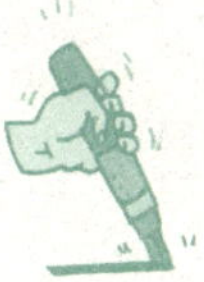

惊闻竟有不眠人　古今中外还不少
个中玄机仍是谜　只叹睡眠不简单

（洪　武）